U0239048

医万个为什么——全民大健康医学科普丛书

生生不息话妇幼

——妇产科疾病科普问答

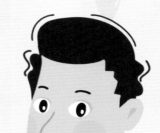

胡三元　总主编

张师前　主　编

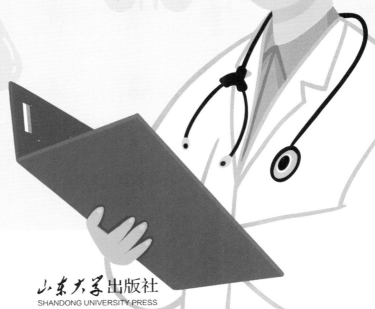

山东大学出版社

SHANDONG UNIVERSITY PRESS

·济南·

图书在版编目（CIP）数据

生生不息话妇幼：妇产科疾病科普问答/张师前主编.—济南：山东大学出版社，2023.11
（医万个为什么：全民大健康医学科普丛书/胡三元主编）
ISBN 978-7-5607-7670-5

Ⅰ．①生… Ⅱ．①张… Ⅲ．①妇产科病－防治－问题解答 Ⅳ．①R71

中国国家版本馆 CIP 数据核字（2023）第 028764 号

策划编辑　徐　翔
责任编辑　蔡梦阳
封面设计　王秋忆
录　　音　刘　焱

生生不息话妇幼
SHENGSHENG-BUXI HUA FUYOU
——妇产科疾病科普问答

出版发行	山东大学出版社
社　　址	山东省济南市山大南路 20 号
邮政编码	250100
发行热线	（0531）88363008
经　　销	新华书店
印　　刷	济南乾丰云印刷科技有限公司
规　　格	720 毫米×1000 毫米　1/16
	11.25 印张　185 千字
版　　次	2023 年 11 月第 1 版
印　　次	2023 年 11 月第 1 次印刷
定　　价	68.00 元

《生生不息话妇幼——妇产科疾病科普问答》
编委会

主　　编　张师前　山东大学齐鲁医院

副 主 编　张远丽　山东省妇幼保健院

　　　　　马迎春　山东第一医科大学第一附属医院

　　　　　赵淑萍　青岛大学附属妇女儿童医院

编　　委　（按姓氏笔画排序）

　　　　　丁梦楠　济宁医学院附属医院

　　　　　于小梅　潍坊市人民医院

　　　　　于沙沙　潍坊市人民医院

　　　　　卢克新　滨州医学院附属医院

　　　　　刘　敏　山东大学齐鲁医院

　　　　　刘　博　济南市妇幼保健院

　　　　　刘　翼　东营市胜利医院

　　　　　江　洪　潍坊市人民医院

　　　　　孙　谦　济南市妇幼保健院

　　　　　孙丙辉　山东第一医科大学第一附属医院

　　　　　李　华　济南市妇幼保健院

　　　　　李广玉　滨州市人民医院

　　　　　李玉娥　济南市妇幼保健院

　　　　　李晓平　济南市妇幼保健院

　　　　　杨桂华　青岛市第三人民医院

　　　　　吴春丽　潍坊市人民医院

　　　　　吴晨晨　济宁医学院附属医院

　　　　　余　江　胜利油田中心医院

谷嫦娟　东营市胜利医院

宋晓翠　山东大学第二医院

张亚杰　济南市妇幼保健院

陈　艳　济南市妇幼保健院

陈儒新　济南市妇幼保健院

周　婷　山东第一医科大学第一附属医院

赵长珍　滨州市人民医院

郝长宏　临沂市中心医院

南芳芳　滨州医学院附属医院

侯艳梅　济南市妇幼保健院

姜良自　山东第一医科大学第一附属医院

袁　航　山东省妇幼保健院

徐　静　济宁医学院附属医院

高永玲　威海市妇幼保健院

高华斌　滨州市人民医院

高倩倩　潍坊市人民医院

黄艳红　聊城市妇幼保健院

韩爱卿　济南市妇幼保健院

程珊珊　滨州市人民医院

路银利　聊城市妇幼保健院

燕岩岩　滨州医学院附属医院

魏双燕　滨州医学院附属医院

插图绘制　刘　敏　山东大学齐鲁医院

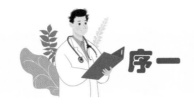

新时代医者的使命担当

——为百姓打造有温度的医学科普

党的二十大报告指出，人民健康是民族昌盛和国家富强的重要标志，要把保障人民健康放在优先发展的战略位置，完善人民健康促进政策。

"科技创新、科学普及是实现创新发展的两翼，要把科学普及放在与科技创新同等重要的位置。"习近平总书记这一重要论述，为新时代医者做好医学知识普及工作指明了前进方向、提供了根本遵循，那就是传播健康理念，力求让主动健康意识深入人心。

"科普，从病人中来，到百姓中去。"山东省研究型医院协会响应国家"全民大健康""科普创新"等一系列战略规划，借助实力雄厚的专家团队，在山东大学出版社的牵头下编纂的"医万个为什么——全民大健康医学科普丛书"问世了。丛书以向人民群众普及医学科学知识，提高全民科学素养和健康水平为根本宗旨，不仅可以在人们心中种下健康素养的种子，还能将健康管理落到实际行动上，让科普成为个人的"定心丸"，成为医生的"长效处方"，进而成为全民大健康的"防护网"。

传递医学科普，是一种社会责任。医道是"至精至微之事"，习医之人必须"博极医源，精勤不倦"，此为专业之"精"；有高尚的品德修养，以"见彼苦恼，若己有之"感同身受的心，策发"大慈恻隐之心"，进而发愿立誓"普救含灵之苦"，这是从医情怀。有情怀，才有品位；有情怀，才有坚持。国际上，很多医学大家也是科普作家。例如哈佛医学院教授、外科医生阿图·葛文德所写的《最好的告别》，传递出姑息治疗的新思路。世界著名的顶级学术期刊《自然》(Nature)《科学》(Science)创立之初,就秉持科普色彩,直至今日,很多非专业读者仍醉心其趣味性和准确性。在我国,越来越多的医学专家和同仁也开始重视科普宣教,经常撰写科普作品,参加科普访谈,助力科普公益活动,引领大家的健康生活理念,加强疾病预防。

杏林春暖,有百姓健康相托,"医万个为什么——全民大健康医学科普丛书"创作团队带着一份责任和义务,集结100多个医学专业委员会,由百余位医学名家牵头把关,近千名医学一线人员编写,秉持公益科普的初心和使命,以心血成此科普丛书。每一本书里看似信手拈来的从容,都是医者从医多年厚积薄发的沉淀。参与创作的医者们带着情怀和担当参与到这项科普工程中,他们躬身实践、博采众长、匠心独运,力求以精要医论增辉杏林。

创作医学科普,是一种专业素养。生命健康,是民生大事。医学科普,推崇通俗,但绝不能低俗。相比于自媒体时代各种信息、谣言漫天飞的现象,这套丛书从一开始的定位就是准确性和科学性,绝不可有似是而非的内容。在内容准确性和科学性的基础上,还力求语言通俗易懂。为此,本系列丛书借鉴"十万个为什么"科普丛书,采取问答形式,就百姓关心的健康问题答惑释疑,指导人们如何科学防治疾病。上到耄耋老者,下至认字孩童,皆能读得懂、听得进,还能用得上,力倡"每个人是自己健康第一责任人"。

推广医学科普,是一种创新传播。科普,不是孤芳自赏,一定要能够打动人心、广泛传播。这就要求有创新、有温度的内容表达方式和新颖的传播形式。内容上,本套丛书从群众普遍关心的问题出发,突出疾病预防,讲述一些常见疾病的致病因素,让读者了解和掌握疾病的预防知识,尽量做到不得病、少得病,防患于未然。一旦得了病,也能做到早发现、早确诊,不贻误病情和错失救治良机。在传播方式上,为了方便读者高效利用碎片化时间,也为了让读者有更多获取健康知识的途径,本套丛书在制作时把每部分内容都录制成音频,扫码即可听书。为保证科普的系统性,丛书以病种划分为册,比如《心血管疾病科普问答》《内分泌与代谢疾病科普问答》《小儿外科疾病科普问答》等,从而能最大限度地方便读者直截了当地获取自己关心的科普内容。最终形成的这套医学科普丛书既方便读者查阅,又有收藏价值,还具有工具书的作用。

　　坚守医学科普，还需要有执着的精神。医学科普的推广、普及并非一日之功，必将是一项长期性、系统性的工程，我们将保持团队的活力和活跃性，顺应时代发展，不断更新知识，更好地护佑百姓健康。

　　这样一群有责任、有情怀、有坚守、有创新的杰出医者为天下苍生之安康所做的这件事，看似平凡，实则伟大。笔者坚信，他们在繁忙的临床、科研、教学工作以外耗费大量心血创作的这套大型医学科普丛书，必将成为医学史上明珠般的存在。不求光耀医史长河，但求为百姓答疑解惑，给每一位读者带来实实在在的健康收益。

中国工程院院士　张运

2023 年 4 月

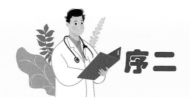

让医学回归大众

欣闻"医万个为什么——全民大健康医学科普丛书",这套由近千名医学领域专家和临床一线中青年医务人员撰写完成的丛书即将付梓,邀我作序,幸何如之。作为丛书总策划、总主编胡三元教授的同窗挚友,能先一睹著作,了解丛书撰述缘由,详读精心编写的医学科普内容,不禁感叹齐鲁医者之"善爱之心"及医学科普见解之独到。

庞大的丛书作者背后是民生温度。从医三十多年,我始终认为大众健康素质和健康意识的提高,是健康中国建设的重要内容。作为医生,应该多写科普类文章,给老百姓普及健康和医学知识,拉近与人民群众的距离,让科普成果切切实实为百姓带去健康福祉。

执好一支笔,写好小科普

医疗是一个专门的领域,由于人体的复杂性,注定了疾病本身往往是非常复杂的。虽然自 19 世纪以来,医学随着科学技术的现代化而飞速发展,人类攻克了很多疾病,但仍有许多疾病严重威胁着人类健康及生活质量。

医防融合是一个老话题,但不应只定格在诊室,还要延伸到诊室外,让医学科普知识融入百姓的日常生活,成为百姓的家居"口袋书",对防病更能起到重要作用。

普通民众的医学知识毕竟有限,在生活水平日益提高的当下,健康无疑是最热门的话题之一,可很多民众的防病及治病方式存在诸多误区,有些方法甚至还有害无益。

得益于互联网传播和智慧医疗的日益发达,许多执业医师走上了科普道路,为民众普及健康常识,提高全民的健康素养。创作医学科普对大众健康有利,而对医者而言,也能丰富自己的知识,精细化自己的思维,在医学求知路上不断前进。"医万个为什么——全民大健康医学科普丛书"作为科普知识的大集锦,依托山东省研究型医院协会雄厚的专家团队,凝聚起了近千名专家和中青年医学骨干力量,掀起"执好一支笔,写好小科普"热潮,在新世纪的今天,可谓功不可没,意义深远。

编好一套书,护佑数代人

科普不仅能够预防疾病的发生,很多已经发生的疾病也能够通过科普获得更好的预后。从这个意义上说,医生做科普的意义绝不亚于治病。从落实健康中国战略,到向世界发出大健康领域的"中国之声",在疾病防治上,我国医者贡献了不少中国智慧和中国方案。

"医万个为什么"脱胎于我们小时候耳熟能详的"十万个为什么"科普丛书,初读就觉得接地气、有人气。丛书聚焦的问题,也全部是与百姓息息相关的疾病疑难解答,全面、权威、可信、可靠。

尤让我耳目一新的是这套丛书创新性地采取了漫画插图以及音频植入的方式,相比单纯的文字阅读,用画图和语音的方式向读者介绍,会更直观。很多文字不易表达清楚的地方,看图、听音频会一目了然、一听而知,能切实助推健康科普知识较快为读者所掌握,不断提升大众对健康科普的认同感,相信丛书出版后,也会快速传播,成为百姓口口相传的"健康锦囊"。

凝聚一信念,擘画大健康

一头连着科普,一头连着百姓;一头连着健康,一头连着民生。

毫无疑问,"医万个为什么——全民大健康医学科普丛书"的编者们举山东之力,聚大医之智,以"善爱之心"成此巨著,已经走在了医学科普传播的最前沿,该丛书在当代医学科普领域堪称独树一帜之作。

我也殷切希望,医者同仁能怀赤子之心,笔耕不息,医防融合,不断践行"让医学回归大众"的使命,向广大人民群众普及医学知识。期待本丛书成为护佑百姓健康的"金字招牌",为助力健康中国建设做出应有贡献。

最后,向山东省研究型医院协会及各位同仁取得的成绩表示钦佩,并致以热烈的祝贺。

中国工程院院士 宁光

2023 年 5 月

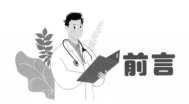

前言

揭开生命的奥秘,掌握健康的秘诀,欢迎打开这本妇幼健康科普书籍。妇幼健康发展是全民健康的重要基石,是卫生改革与发展的重要目标,是社会和谐的重要基础,是经济可持续发展的重要保障,是人类可持续发展的前提与基础,是社会文明进步的重要体现。妇女和儿童这两大群体,其健康关系到中华民族的素质和未来。因此,保护妇女儿童的健康具有极其重要的意义。

目前,妇幼卫生工作以群体保健工作为基础,面向基层,以预防为主,为妇女儿童提供了健康教育、预防保健等公共卫生服务,在切实履行公共卫生职责的同时,提供与妇女儿童健康密切相关的基本医疗服务,越来越扎实稳健,越来越有序有效。本书从女性生殖系统、妊娠和分娩、妇科疾病、新生儿护理等多方面进行科普,可帮助您了解和掌握与妇幼相关的健康知识,帮助您在生命的每个阶段做出正确的决定,呵护您的健康。

本书由山东省内多家三级甲等综合医院及妇幼保健院经验丰富的妇产科及妇幼保健医生联合编写,编者们深知女性朋友们在生命各个阶段所面临的困惑和挑战,因而结合自己的专业知识和临床经验,撰写了这本力求通俗易懂的妇幼科普书籍,希望能为广大女性提供实用、贴心的健康指南。

本书旨在普及妇幼健康相关知识,帮助读者认识和预防妇幼健康相关问题。在内容设置上,本书分为多个章节,包括不孕与辅助生殖技术、生殖内分泌问题、围绝经期健康问题、妊娠并发症问题、计划生育等。同时,本书注重文字表达的通俗易懂,使医学知识不再晦涩难懂,力求让读者朋友们轻松愉悦地掌握相关知识。在完成初稿后,各执笔作者对书稿的内容进行了多次仔细的审查,发现并解决了一些文字表达上的问题,确保了内容的准确性和文字的流畅性。同时,编者对书稿中的图片、数据和参考文献也进行了核实和修改,确保了本书的严谨性和权威性。在阅读本书的过程中,您会发现本书不仅提供了妇幼相关问题的解决方法,还对一些常见问题进行了解答。希望通过本书的引导,您能够正确面对这些问题,并找到满意的答案。

最后,希望通过本书,女性朋友们能更加了解自己的身体,学会关爱自己,珍惜健康。愿每位女性朋友都能在人生的旅途中充满自信、保持健康,享受美好的生活。

山东省卫生健康委员会妇幼健康科普专家组组长
山东大学齐鲁医院妇产科

2023 年 10 月

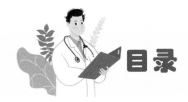

目录

不孕与辅助生殖技术

1.女性不孕的原因有哪些？/ 1

2.子宫后位影响受孕概率吗？/ 2

3.试管婴儿有一代、二代和三代，是不是代数越高越好？/ 2

4.为什么医生不建议我做试管婴儿时多移植几个胚胎，生个双胞胎多省事？/ 3

5.为什么不孕需要夫妻两个人一起看诊？/ 3

6.得过盆腔炎，就不能怀孕了吗？/ 4

7.生过孩子就一定不会有不孕的问题吗？/ 4

8.我备孕快 1 年还没怀孕，可以直接做试管婴儿吗？/ 5

9.备孕 1 年多还要不上宝宝，是不是就只能做试管婴儿了？/ 6

10.如何增加受孕概率？/ 6

11.我有一个女儿了，再做试管婴儿可以选择生男孩吗？/ 7

12.输卵管不通怎么办？/ 7

13.不孕不育症检查应遵循的原则是什么？/ 8

14.哪些是孕期禁用药物？/ 8

15.孕前多久开始补充叶酸、维生素、钙和铁，怀孕后再补充来得及吗？/ 9

16.女性保健品可以经常吃吗？/ 9

17.怀孕多久尿妊娠试验可为阳性？最早什么时候做 B 超能检查出怀孕？/ 9

18.生育的最佳年龄是多少岁？/ 10

19.什么叫肥胖？怎么计算体重指数？/ 10

20.什么是健康的备孕方式？/ 10

21.孕前有哪些必查和备查项目？/ 11

22.孕前可以接种疫苗吗？哪些疫苗可以接种？哪些疫苗不能接种？/ 11

23.月经量少会影响怀孕吗？/ 12

24.输卵管通而不畅还能试孕吗？/ 12

25.甲状腺不好怎么备孕？/ 13

26.若家里养宠物，备孕需要做什么检查？/ 13

27.哪些人适宜做试管婴儿？/ 13

生殖内分泌问题

1.正常月经有哪些特点？/ 15

2.异常子宫出血有哪些来源？/ 16

3.女性排卵障碍性异常子宫出血（月经紊乱）是什么引起的？该怎么治疗呢？/ 16

4.闭经是如何引起的？怎么诊治呢？/ 17

5.痛经吃止痛药会不会产生耐药性？/ 18

6.子宫性闭经是怎么引起的？应怎样治疗？/ 18

7.高泌乳素血症怎么诊治？高泌乳素血症患者怀孕了怎么办？/ 19

8.多囊卵巢综合征是怎么回事？怎么治疗？/ 20

9.哪些因素可以导致多囊卵巢综合征？/ 21

10.多囊卵巢综合征有哪些常见症状？/ 21

11.青少年月经不调应怎么治疗？/ 22

12.月经不规律有哪些原因？/ 23

13.月经量增多伴血块是什么原因导致的？/ 23

14.经期延长是什么原因导致的？/ 23

15.女孩多大年龄来月经属于正常？/ 24

16.多囊卵巢综合征可以自然受孕吗？/ 25

17.女孩已经 18 岁了，但月经一直未来潮，这是怎么回事？/ 25

18.月经增多引起头晕乏力是怎么回事？/ 26

19.来月经前感到头晕、心慌、烦躁易怒、乳房胀痛，影响工作和学习该怎么办？/ 26

20.痛经是由什么原因引起的？/ 27

21.是不是生了孩子后痛经就会减轻？/ 27

22.非经期疼痛、性交痛是什么原因？/ 28

23.痛经会不会导致不孕？/ 28

24.如何治疗痛经？/ 29

围绝经期健康问题

1.围绝经期月经失调是"扛"还是"治"？/ 30

2.怎样判断围绝经期来临？/ 30

3.围绝经期到来对健康有什么影响？/ 30

4.围绝经期不舒服怎么治疗？/ 31

5.围绝经期骨质疏松怎么办？/ 32

6.围绝经期流血怎么办？/ 33

7.围绝经期需要避孕吗？/ 33

妊娠并发症问题

1.无痛人流真的轻松无害吗？/ 34

2.反复性流产有哪些常见原因？/ 34

3.如何预防和治疗反复流产？/ 34

4.有多次胚胎停育史，备孕需要做哪些检查？/ 34

5.什么样的情况适合药物流产呢？/ 35

6.什么样的情况适合人工流产呢？/ 36

7.药物流产和人工流产是避孕措施吗？/ 36

8.人工流产对身体有害吗？/ 36

9.什么是生化妊娠？/ 36

10.为什么会发生胚胎停育？/ 37

11.哪些原因会引起流产？/ 37

12.哪些原因可导致异位妊娠？/ 37

13.如何治疗异位妊娠？/ 38

14.如何早知道患了异位妊娠？/ 38

计划生育

1.用避孕药、避孕环久了会不会影响正常怀孕的能力？/ 39

2.紧急避孕药需要在多长时间内服用？/ 39

3.体外射精会导致怀孕吗？/ 40

4."带环"后需要避孕吗？/ 40

5.安全期避孕安全吗？/ 40

6.口服避孕药会导致肥胖吗？/ 41

7.人工流产后月经不规律，会影响下次受孕吗？/ 41

8.取环后多久可以备孕？/ 42

9.想"带环"，应该什么时候去医院呢？
/ 42

10.现在是哺乳期，月经不规律，需要避孕吗，应该怎么避孕呢？/ 42

11.口服紧急避孕药后发现怀孕，孩子能要吗？/ 42

12.流产后月经量少，正常吗？/ 43

宫腔粘连相关问题

1.什么是宫腔粘连，宫腔粘连有哪些表现？/ 44

2.宫腔粘连有哪些危害？/ 44

3.造成宫腔粘连的原因是什么？/ 44

4.有哪些宫腔粘连的诊断方法？/ 45

5.如何治疗宫腔粘连？/ 45

6.宫腔粘连有哪些手术方式？/ 46

7.宫腔粘连的治疗时机是什么时候？
/ 46

8.如何预防宫腔粘连？/ 46

9.宫腔粘连术后如何预防再粘连？/ 46

子宫腺肌病与子宫内膜异位症

1.子宫内膜异位症是种什么病，有哪些危害？/ 47

2.经期腹泻、便痛，有可能是什么疾病？
/ 47

3.子宫内膜异位症会发生在什么部位？
/ 48

4.如何及早发现子宫内膜异位症？/ 48

5.子宫内膜异位症有哪些治疗方法？
/ 49

6.巧克力囊肿是什么？有什么危害？
/ 49

7.经期腹痛越来越重，且经量越来越多是怎么回事？/ 50

8.子宫腺肌病导致严重痛经和经量过多，必须切子宫吗？/ 50

9.为什么需要警惕子宫内膜异位症引发的痛经？/ 50

10.青春期子宫内膜异位症如何处理？
/ 51

11.育龄期子宫内膜异位症如何处理？
/ 51

12.围绝经期子宫内膜异位症如何处理？
/ 51

13.子宫内膜异位症可以导致不孕吗？
/ 51

14.子宫内膜异位症术后会复发吗？/ 51

15.如何预防子宫内膜异位症的复发？
/ 52

16.子宫内膜异位症会癌变吗？/ 52

17.子宫内膜异位症可预防吗？/ 52

子宫肌瘤

1.什么是子宫肌瘤？/ 53

2.子宫肌瘤会影响月经吗？/ 53

3.得了子宫肌瘤有什么表现，怎么发现长肌瘤了？/ 54

4.子宫肌瘤能通过哪些检查方法检查出来？/ 54

5.得了子宫肌瘤一定要手术吗？还有哪些治疗方法？/ 55

6.什么样的子宫肌瘤需要手术？子宫肌瘤有哪些手术方法？/ 55

7.多发性子宫肌瘤必须切子宫吗？/ 56

8.肌瘤手术后复发怎么办？/ 56

9.子宫肌瘤术后分娩是否必须要剖宫产？/ 56

10.孕前发现子宫肌瘤需要治疗吗？/ 56

11.怀孕了才查出有子宫肌瘤，有什么危害吗？/ 56

12.更年期子宫肌瘤导致月经淋漓不尽、少量多次出血怎么办？/ 57

13.子宫肌瘤既然是良性的,是不是没有症状就可以不用管了？/ 57

14.子宫肿瘤都是良性的吗,会不会遗传？/ 58

15.什么是子宫肉瘤？/ 58

16.子宫肌瘤有哪些变性？子宫肌瘤快速增大用不用管？/ 58

17.子宫肌瘤与子宫肉瘤有哪些不同？/ 58

18.子宫肌瘤为什么还会伴发尿频、便秘,应该怎么办？/ 58

19.子宫肌瘤可以吃药吗？/ 59

20.中医能否治疗子宫肌瘤？/ 59

21.什么情况下不用担心子宫肌瘤？/ 59

22.巨大子宫肌瘤患者一直不做手术有哪些重要危害？/ 59

23.子宫肌瘤消融手术后还会复发吗？/ 60

24.怎样预防子宫肌瘤复发？/ 60

妊娠滋养细胞疾病

1.葡萄胎是怎么回事？/ 61

2.怎样区别妊娠呕吐和葡萄胎导致的呕吐？/ 62

3.葡萄胎手术后怎么复查？查什么？/ 62

4.患过葡萄胎还能怀孕吗？/ 62

5.葡萄胎清宫术后怎么避孕？/ 62

6.哪些葡萄胎患者需要化疗？/ 63

7.葡萄胎有哪些高危因素？/ 63

子宫颈疾病

1.宫颈癌的病因是什么？/ 64

2.HPV 是什么？/ 64

3.HPV 是怎样传染的？/ 65

4.感染了 HPV 是不是就会得宫颈癌？/ 65

5.如何预防宫颈癌？/ 65

6.宫颈癌筛查检查什么,应该多久做一次？/ 66

7.宫颈癌有哪些症状？/ 66

8.除了手术,还有其他治疗宫颈上皮内病变的方法吗？/ 67

9.有哪些预防宫颈癌的疫苗？/ 67

10.什么样的人群适合接种疫苗？/ 68

11.打了 HPV 疫苗是不是就安全了,还需要做宫颈癌筛查吗？/ 68

12.男士要不要打 HPV 疫苗？/ 69

13.HPV 疫苗是否会导致不孕？/ 69

14.没有性生活也要打 HPV 疫苗吗？/ 69

15.曾有过 HPV 阳性,转阴后接种有效吗？/ 69

16.宫颈 HPV 感染,同房带安全套可以避免交叉感染？/ 70

17.现在已经有宫颈 HPV 感染,可以打疫苗吗？/ 70

18.HPV 疫苗价数越高越好吗？/ 70

19.HPV 疫苗的临床意义是什么？/ 70

20.宫颈癌的早期诊断方法有哪些？/ 71

21.HPV 感染性病需要伴侣同治吗？/ 71

22.怎样预防 HPV 感染？/ 71

23.感染了 HPV 怎么办？/ 72

24.感染了 HPV 可以怀孕吗？/ 72

25.低危型 HPV 和高危型 HPV 有什么区别？/ 72

26."宫颈糜烂"与 HPV 感染有关吗？/ 73

27.到什么机构预约 HPV 疫苗？/ 73

28.注射宫颈癌疫苗有哪些注意事项？
　　　　　　　　　　　　　　／73

29.接种 HPV 疫苗会有哪些不良反应？
　　　　　　　　　　　　　　／73

30.注射 HPV 疫苗后多久能怀孕？／74

31.什么年龄就应该开始进行宫颈癌筛
　查？什么年龄结束？／74

32.月经第几天适合进行宫颈癌筛查？
　　　　　　　　　　　　　　／74

33.在接种 HPV 疫苗前需要做哪些准备
　工作？有没有必须要做的检查？／74

34.HPV 疫苗可以和其他疫苗一起打
　吗？／74

35.宫颈癌筛查的"三阶梯"是什么？／75

36.阴道镜有什么用处？／75

37.HPV 疫苗是否会造成女性受孕后生
　下缺陷儿童？／75

38.有固定性伴侣就不会有感染 HPV 的
　风险了吧？／76

39.每次同房都有安全措施还会感染
　HPV 吗？／76

40.有性生活者是否也能打 HPV 疫苗？
　　　　　　　　　　　　　　／76

41.在国外，适龄的男性是可以接种四价
　HPV 疫苗的，国内为什么不能？／76

42.45 岁以上的女性还有必要打疫苗吗？
　　　　　　　　　　　　　　／76

43.已经打了一针二价 HPV 疫苗，后面
　两针能接着打四价的吗？／76

44.打完二价疫苗，还需要打四价疫苗
　吗？／77

45.免疫系统受损的患者，能否接种
　HPV 疫苗？／77

外阴疾病

1.外阴瘙痒难忍有可能是什么原因？／78

2.外阴鳞状细胞癌是什么引起的？／78

3.外阴白斑是什么？／79

4.外阴肿瘤一定是恶性的吗？／79

5.什么是处女膜闭锁？／79

6.骑车、外伤等引起的外阴血肿该如何处
　理？／80

7.什么是小阴唇肥大？／80

8.小阴唇肥大需要治疗吗？／80

卵巢疾病

1.卵巢畸胎瘤是什么疾病？／82

2.卵巢畸胎瘤患者产后多久可以行腹腔
　镜手术？／82

3.卵巢恶性肿瘤的发病原因是什么？／83

4.卵巢癌能够预防吗？／83

5.B 超发现"卵巢包块"必须要手术治疗
　吗？／84

6.卵巢囊肿有什么症状？／85

7.卵巢囊肿患者可以怀孕吗？／85

8.良性和恶性卵巢肿瘤的症状有什么区
　别？／85

9.如何消除卵巢囊肿？／86

10.为什么会发生卵巢扭转？／86

11.卵巢癌化疗有哪些常见并发症？／87

12.卵巢癌化疗后骨髓抑制怎么办？／87

13.卵巢癌化疗期间如何调整饮食？／87

14.化疗后出现恶心呕吐，除了使用止吐
　药还能怎么办？／88

子宫内膜疾病

1.子宫内膜癌发病的高危因素是什么？
　　　　　　　　　　　　　　／89

2.如何预防子宫内膜癌？／89

3.如何早期发现子宫内膜癌？／90

4.绝经后阴道流血都有哪些原因？／90

5.年轻人也会得子宫内膜癌吗？／90

6.为什么肥胖的女性更容易得子宫内膜癌？/ 91

7.得了子宫内膜癌就一定要切除卵巢吗？/ 91

8.怎么做子宫内膜癌的手术？/ 91

9.子宫内膜癌术后还需要治疗吗？/ 92

10.腹腔镜手术可以治疗子宫内膜癌吗？/ 92

11.得了子宫内膜癌，但还想要孩子，可以保留子宫吗？/ 93

12.子宫内膜癌会遗传吗？/ 93

13.子宫内膜癌治愈后还需要复查吗？/ 93

14.如何筛查子宫内膜癌？/ 94

生殖器官发育异常

1.什么是阴道闭锁，有什么表现？/ 95

2.如何治疗阴道闭锁？/ 95

3.阴道闭锁术后应如何护理？/ 95

4.什么是双子宫？/ 96

5.双子宫女性可以正常怀孕吗，会有危险吗？/ 96

6.做超声检查发现子宫纵隔，需要做手术吗？/ 96

7.什么是特纳综合征？/ 96

8.特纳综合征需要治疗吗？/ 97

盆底功能障碍性疾病

1.阴道脱出一肿物是怎么回事？/ 98

2.经常尿裤子是怎么回事？/ 98

3.刚生完孩子，经常控制不住小便且阴道似乎有肿物要出来，这是怎么回事？/ 98

4.剖宫产后需要进行骨盆底康复？/ 99

5.骨盆底康复真的有效吗？/ 99

6.打喷嚏伴随漏尿是什么原因？需要治疗吗？/ 99

7.老年人能接受骨盆底康复吗？/ 100

8.骨盆底肌肉松弛怎么办？/ 100

9.子宫脱垂的原因有哪些？/ 100

10.哪些原因可引起压力性尿失禁？/ 101

11.如何预防压力性尿失禁？/ 101

12.生完孩子骨盆底松弛怎么办？/ 101

13.剖宫产术后切口疼痛怎么办？/ 102

妇科炎症

1.阴道炎反复发作怎么办？/ 103

2.如何判断是否患有阴道炎？/ 103

3.霉菌性阴道炎由什么引起？/ 104

4.阴道炎影响怀孕吗？/ 104

5.阴道炎会引起盆腔炎吗？/ 104

6.正常情况下，女性需要冲洗阴道吗？/ 105

7.宫颈囊肿是怎么回事，需要治疗吗？/ 105

8.宫颈囊肿影响怀孕吗？/ 105

9.盆腔炎会导致不孕吗？/ 105

10.如何彻底治疗盆腔炎？/ 105

11.霉菌性阴道炎需要夫妻同治吗？/ 106

12.为什么孕妇容易患阴道炎？/ 106

13.如何预防孕期患阴道炎？/ 106

14.如何治疗孕期念珠菌性阴道炎？药物对胎儿有影响吗？/ 106

15.如何预防念珠菌性阴道炎？/ 106

16.如何治疗念珠菌性阴道炎？/ 107

17.没有性生活会得阴道炎吗？/ 107

胎儿附属物异常

1.脐带绕颈有哪些病因？发生脐带绕颈有什么危害？如何监测脐带绕颈？/ 108

2.脐带绕颈能顺产吗？/ 109

3.哪些原因可能导致羊水过多？/ 109

4.哪些原因可能导致羊水过少？/ 109

5.哪些原因可导致胎膜早破，胎膜早破应该注意什么？/ 110

6.如何预防胎膜早破？/ 110

7.胎心监护是什么，为什么要做胎心监护？/ 110

8.什么是胎动？什么时候开始数胎动？怎么数胎动？/ 111

9.B超提示胎盘位置低，那胎盘还能长回正常位置吗？/ 111

10.胎盘早剥有哪些危险？/ 111

11.臀位胎儿一定要剖宫产吗？/ 112

12.胎位不正怎么办？哪些情况可以做外倒转？/ 112

孕期保健

1.孕期吃了复合维生素，就不用补钙了吗？/ 113

2.孕期用不用一直补充叶酸？/ 113

3.孕期可以吃海鲜吗？/ 113

4.孕期补碘应该怎么吃？/ 113

5.孕期需要吃DHA吗？/ 113

6.孕期产检都有什么项目？具体什么时间做什么样的检查？/ 114

7.怎样做好孕期营养保健？/ 115

8.孕期如何管理体重？孕期体重增长多少算正常？/ 115

9.怀孕之后能不能看电脑和手机，需要穿防辐射服吗？/ 116

10.如何判断自己是否怀孕？/ 116

11.孕期什么时候能同房？/ 116

12.孕期有哪些常见的心理问题？/ 116

13.哪些情况下无法乘坐飞机？/ 117

14.妊娠期便秘严重怎么办？/ 117

妊娠期、哺乳期用药与检查

1.孕妇甲状腺功能减退，能不能不用药物治疗？/ 119

2.在不知道怀孕的情况下做了胸部X线检查，孩子能留吗？/ 119

3.孕期为什么要补充叶酸？孕前和孕期应该怎么应用？/ 120

4.孕期能打狂犬疫苗吗？/ 120

5.如何选择产后胎膜排出不全的手术时间？/ 120

6.产后哺乳期阴道干涩可以用激素类药物吗？/ 120

7.发现怀孕后，有必要提前口服保胎药吗？/ 121

8.麻醉对胎儿发育有影响吗？/ 121

9.哺乳期可以吃药吗？/ 121

产前筛查与诊断

1.高龄孕妇应该注意什么？/ 123

2.哪些人群适合做无创DNA检测？哪些人群不适合？/ 123

3.孕期应该做唐筛还是无创DNA检测？/ 124

4.什么是NT？NT增厚怎么办？/ 124

5.哪些孕妇需要做产前诊断？/ 125

6.以前有过两次胚胎停育史，本次妊娠是否需要做羊水穿刺来检查胎儿染色体？/ 125

宫颈机能不全

1.宫颈机能不全者怀孕后都需要绝对卧床吗？/ 126

2.宫颈环扎术后多久可以下床？/ 126

3.反复流产、宫颈机能不全的患者孕前应注意什么？/ 127

4.孕中期发生无痛性流产后,多长时间可以怀孕,怀孕前有没有预防措施,宫颈环扎有风险吗? / 127

妊娠并发症及合并症

1.早孕反应太严重怎么办? 什么情况下需要住院补液? / 128
2.血压高产妇一定要行剖宫产吗? / 128
3.孕晚期如何预防早产? / 129
4.诊断为妊娠期糖尿病该怎么办? / 129
5.怎样预防妊娠期糖尿病? / 129
6.孕期甲减有什么影响吗? / 130
7.初产产后出血,二胎也一定发生产后出血吗? / 130
8.高龄产妇会有哪些风险? / 130
9.哪些人易怀双胎? / 130
10.双胎妊娠有哪些不良影响? / 130
11.双胎妊娠何时终止妊娠合适? / 131
12.妊娠期高血压在产后会消失吗? / 131
13.为什么孕妇易患仰卧位低血压? 如何预防仰卧位低血压? / 131
14.哪些因素会导致早产? / 132
15.如何预防早产? / 132
16.如何预防过期妊娠? / 133
17.哪些原因能导致妊娠期血压升高? / 133
18.如何预防妊娠期高血压? / 133
19.什么时候检查是否患有妊娠期糖尿病最合适? / 134
20.妊娠期糖尿病对胎儿有什么影响? / 134
21.孕妇高度近视可以顺产吗? / 135
22.孕期诊断为乙型病毒性肝炎,产后可以母乳喂养吗? / 135
23.什么是高危妊娠,高危妊娠需要注意什么? / 135

24.为什么要重视孕期贫血? / 136
25.孕期水肿正常吗? / 136
26.哪些原因会导致母儿血型不合? / 137
27.如何治疗母儿血型不合并发新生儿核黄疸? / 137

分娩方式与异常分娩

1.瘢痕子宫一定要剖宫产吗? / 138
2.哪些原因会导致胎儿急性缺氧? / 138
3.哪些原因会导致胎儿慢性缺氧? / 139
4.如何知道胎儿是否有缺氧? / 139
5.哪些原因可能引起巨大儿? / 139
6.如何预防巨大儿发生? / 140
7.剖宫产术后多久能要二胎? / 140
8.第一胎剖宫产,第二胎可以顺产吗? / 140
9.若未到预产期,可以滴缩宫素(催产针)催产吗? / 141
10.孕妇妊娠晚期突发剧烈腹痛,伴阴道流血,应该警惕什么? / 141
11.怎么识别产兆? / 142
12.自然分娩的好处是什么? / 142
13.有哪些促进自然分娩的方法? / 142
14.剖宫产术后刀口发硬正常吗? 该怎么办? / 143
15.无痛分娩会导致产后腰痛吗? 会对宝宝有危害吗? / 143
16.剖宫产术后瘢痕憩室有哪些影响? / 144
17.如何改善剖宫产术后瘢痕增生? / 144
18.见红需要马上到医院住院吗? / 145
19.如何分辨真假临产? / 145

产褥期疾病及新生儿

1.为什么很多宝宝出生后都会有鼻塞的症状? / 146

2.新生儿出生后吐奶正常吗？什么情况 需要做检查？/ 146

3.刚出生的新生儿为什么会哭闹得厉 害？/ 147

4.如何预防新生儿黄疸？/ 147

5.产后不来月经也会怀孕吗？/ 147

6.产后恶露多久能排净？产后恶露持续 一个月正常吗？/ 147

7.产后多久月经来潮？/ 148

8.产后如何科学避孕？/ 148

9.母乳妈妈需要排"残奶"吗？/ 148

10.如何缓解产后乳房胀痛？/ 148

11.产后 6 周需要检查什么？/ 148

12.退奶的方法有哪些？/ 149

13.哪些原因可导致产后出血？/ 149

14.哪些原因可导致晚期产后出血？ / 149

15.产褥期抑郁有哪些表现,如何预防？ / 149

16.如何预防产褥期中暑？/ 150

17.产后怎么促进康复？/ 150

18.产后母乳不足怎么办？/ 150

参考文献 / 151

跋 / 153

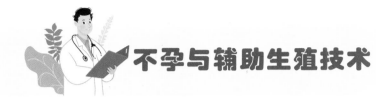

不孕与辅助生殖技术

1.女性不孕的原因有哪些?

女性不孕主要有两大原因,即排卵障碍和盆腔因素。

排卵障碍就是"种子"出了问题。"种子"就是女方提供的成熟卵子,排卵障碍指有些女性因为多种原因导致"种子"发育障碍,不能长大、成熟、排出。临床上,有三种最常见的排卵障碍。第一种占10%左右,因过度快速减肥、运动量过大、压力过大、精神过于紧张、焦虑等导致内分泌紊乱,从而月经紊乱甚至闭经,"种子"停止发育。第二种情况最多见,占80%左右,即多囊卵巢综合征患者,这类女性常伴有肥胖、月经不调、多毛、痤疮等表现,多数伴有卵子的发育障碍,不能正常排卵。第三种占5%～10%,各种原因导致卵巢储备功能下降,甚至卵巢早衰,出现生殖功能衰竭,就像仓库里没有了粮食,也就没有生产"种子"的能力了。

盆腔因素包含"管子"(输卵管)、"房子"(子宫)、"土壤"(子宫内膜)等。输卵管是精卵相遇、结合的地方,排卵后,输卵管的伞端像小手,可"抓住"卵子,送到管腔里,与精子结合形成受精卵(就是"小胚胎"),输卵管通过纤毛蠕动把受精卵运送到"房子"(子宫)里,"种子"会在"房子"里寻找一处肥沃的"土壤"(子宫内膜)扎根发芽。这一过程中的每一步都很重要,任何一个环节出问题都会导致不孕。结核、急慢性盆腔炎症、子宫内膜异位症、盆腹腔手术后粘连等都可能会连累到输卵管,造成输卵管通而不畅,甚至梗阻积水,导致精卵相遇的"鹊桥"不通,进而引起不孕,甚至发生宫外孕。胚胎的正常发育需要足够宽大舒适的"房子",如果有子宫纵隔等先天畸形,或有黏膜下子宫肌瘤、多发的子宫内膜息肉等影响"房子"结构的情况存在,也会造成不孕。肥沃的"土壤"是胚胎扎根、生长的重要条件,宫腔粘连、子宫内膜菲薄等都会引起胚胎扎根、生长困难而导致不孕。

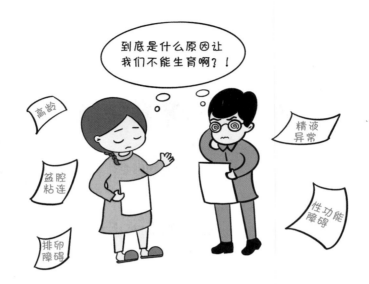

2.子宫后位影响受孕概率吗？

多数人的子宫呈轻度的前倾前屈位，少数是后位，也有的呈过度前屈位。无论子宫处于哪种位置，都不影响受孕概率。影响受孕概率的是"种子"（精子、卵子或受精卵）的质量、输卵管是否通畅及功能是否正常、子宫和子宫内膜是否适合胚胎生长。其中，女性的年龄是决定"种子"质量的关键因素。女性超过 35 岁，卵巢功能下降，卵子的质量也会下降，加之高龄可能会伴随高血压、高血糖等内外科疾病，都会降低受孕概率。对于男性而言，性功能障碍、泌尿生殖道感染、先天性畸形、获得性疾病、精索静脉曲张、内分泌紊乱、免疫性因素、特发性精液异常等也会影响受孕概率。

3.试管婴儿有一代、二代和三代，是不是代数越高越好？

不是的。试管婴儿（体外授精-胚胎移植技术的俗称）的一代、二代、三代是通俗的说法，代数越高并不代表技术越先进或成功率越高。至于做几代试管婴儿，主要根据每对不孕症夫妇的具体情况及其不孕的原因，由医师全面评估后决定。每一代试管婴儿都有严格的适应证和禁忌证，代数越高，意味着对胚胎的操作可能越多，也就有越大可能对胚胎造成伤害。因此，不要盲目追求三代试管婴儿，大多数人做一代试管婴儿就能实现好"孕"的梦想。

4.为什么医生不建议我做试管婴儿时多移植几个胚胎,生个双胞胎多省事?

多胎妊娠的母亲和宝宝都要面临一些风险。例如,移植早期,多胎产生的人绒毛膜促性腺激素(HCG)浓度比单胎高,容易出现卵巢过度刺激综合征,母亲可能出现静脉血栓、胸水、腹水,甚至危及生命。在孕早期,容易出现先兆流产、难免流产、妊娠剧吐、酮症酸中毒等危及母儿健康的并发症;中晚孕期则面临妊娠期糖尿病、妊娠期高血压、胎儿发育迟缓、孕中期流产、早产、产后大出血等风险。早产儿并发症多,可能有身体各器官包括大脑的发育欠佳,甚至影响智力。另外,胚胎的移植个数多,并不代表妊娠率高,其实移植一个胚胎和移植两个胚胎的妊娠率相差不大。因此,目前国内外的专家共识都推荐单囊胚移植,尤其是对有子宫手术史、子宫畸形(如单角子宫等)的女性,如果移植多个胚胎,子宫破裂、早产、产前产后出血的概率也大幅提高。

5.为什么不孕需要夫妻两个人一起看诊?

好"孕"的三要素包括:男女双方分别有成熟的精子和卵子,且能有正常的性生活;男方能够把精子射进女方阴道;女方能提供二者相遇并受精结合的场所,也就是输卵管要通畅,还能把受精卵运送到子宫腔,子宫内膜还要有足够的厚度,适合胚胎扎根、发芽和生长。想好"孕",每一个要素都很重要。因此,不孕是夫妻两个人的事,必须夫妻一起检查。

男士的检查比较简单,没有任何创伤,需要禁欲2～7天来做精液分析。需要提醒大家的是:①男性的性功能和精子质量是两码事,体格和精子活力也不是成正比的。因此,精液检查是必须要做的。②虽然涉及隐私,还是要跟大夫说实话,如男士不能勃起、不能有正常的性生活或不能射精等,都需要生殖男科大夫帮忙治疗。有的男士可能没有精子,需要

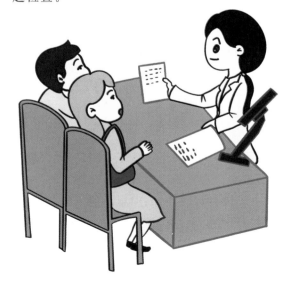

供精做人工授精或试管婴儿帮助女性怀孕。

而女士的检查就相对复杂了，要抽血查性激素六项和阴道 B 超进行生殖功能评估，还要做输卵管造影看输卵管是否通畅。因此，理论上，如果出现不孕，男士应该先做检查，最好是夫妻双方一起进行检查。

综上，夫妻一起检查便于快速查找到不孕的原因，对症治疗，才能尽快好"孕"成真。

6.得过盆腔炎，就不能怀孕了吗？

这个说法不完全正确。若女性得过盆腔炎，则细菌等微生物会对输卵管黏膜、子宫内膜、盆腔的各器官造成一定损害，如果盆腔炎没有得到及时治疗或治疗不彻底，导致盆腔炎反复发作或者迁延为慢性盆腔炎，会导致盆腔各脏器粘连，如子宫、卵巢、输卵管、膀胱、肠管等器官之间形成粘连带，甚至发生致密粘连，从而导致女性经常腰腹坠胀、腹痛、不孕。当然，也有部分人不受影响。

引起盆腔炎的病原体多数是厌氧菌、支原体、沙眼衣原体、结核杆菌等，无论哪一种，都容易侵犯输卵管黏膜，造成水肿、充血，甚至局部坏死，时间久了，会出现输卵管的迂曲、粘连、通而不畅，甚至梗阻积水，这些都会导致不孕，个别人会发生宫外孕。

此外，输卵管会受到肠炎、阑尾炎、腹膜炎等邻近器官炎症的波及而发生炎症。有的人做过阑尾炎、卵巢囊肿、子宫肌瘤的手术，也会牵连到输卵管，导致输卵管粘连于某处，造成迂曲、上举等，对怀孕造成阻碍。

因此，要注意避免不洁性生活，经期不要同房，避免多次人流手术，无论发生阴道炎还是盆腔炎，都要及时规范治疗。如果有过盆腔炎、盆腔手术史、宫外孕病史等，若试孕半年仍不孕，建议做子宫输卵管造影检查，以便及早发现输卵管异常，及早处理。

7.生过孩子就一定不会有不孕的问题吗？

不是的。即使生过孩子，在打算要二胎或三胎的时候，也会出现怀孕困难，甚至不孕。常见的原因有以下几种：

（1）随着年龄增加，卵巢功能下降，"种子"（卵子）质量老化，成熟障碍，女性不容易受孕。女性最佳的受孕年龄在 25～30 岁，这个年龄段，非整倍体胚胎（也就是染色体不正常，智力低下的孩子）发生的概率是最低的；31 岁开始，身体机能下降；到 40 岁，非整倍体胚胎的发生率可高达 80%。这类胚胎多数会出现自然淘汰,多会出现生化妊娠或者反复的胚胎停育。

(2)有些女性可能因为意外怀孕做过多次药流或人流,多次刮宫容易引起子宫内膜炎症、宫腔粘连等,原本肥沃的"土壤"变成了"盐碱地"甚至"沙漠",即使有好的"种子",也不能扎根生长。

(3)流产的并发症还有感染,如盆腔炎、输卵管炎,会引起输卵管的功能和通畅度受损,精卵相遇的"鹊桥"被阻断,也就没法怀孕了。

(4)男方抽烟、喝酒、熬夜、长期静坐等不良生活习惯也会造成男性精子异常,出现少精、弱精、畸形精子症,导致不孕。

(5)随着年龄增长,男女双方的身体机能下降,甚至出现甲状腺功能减退、子宫肌瘤、子宫内膜息肉、糖尿病、高血压等疾病,这些情况也会导致精卵质量下降,子宫内膜的容受性下降,不利于胚胎着床,从而影响怀孕。

8.我备孕快 1 年还没怀孕,可以直接做试管婴儿吗?

如果不是不孕症,除非有遗传学疾病等特殊情况,一般不建议直接做试管婴儿。做试管婴儿是有条件的,也是非自然治疗不孕症的终极手段。做试管婴儿最起码的条件是女方明确诊断为不孕症。不孕症指的是夫妻同居,不采取避孕措施,有正常的、规律的性生活满 1 年仍然不孕。临床上,经常会有夫妻试孕不满 1 年就开始着急,要求做试管婴儿,可是一问病史,有的夫妻因为各种原因结婚后一直没有过正常的性生活,有的女性甚至处女膜依然完整。也有的夫妻长期分居两地,性生活次数极少,若有这样的情况,就不能诊断为不孕症,这些情况都是可以继续试孕的。但是,如果有以下情况,则建议尽早就医、积极助孕:

(1)女方年龄超过 35 岁。

(2)女方平素有痛经病史。

(3)女方月经不规律,肥胖伴有多毛、痤疮等。

(4)女方有过宫外孕、盆腔炎、阑尾炎、卵巢囊肿手术史。

(5)夫妻两地分居或者一方经常出差。

(6)夫妻要娃心情急迫,精神压力过大。

可以采取的措施有:有以上情况的夫妻,如果试孕半年仍不孕,可做子宫输卵管造影,定期做经阴道超声检查来监测卵泡发育,必要时可以找生殖大夫促排卵、指导同房等。如果试孕 1 年仍不孕,则需要找生殖科大夫,按照不孕症诊治规范去做进一步的检查,寻找不孕原因,再去对症治疗。总的原则是,能自然不人工,能无创不微创,能经济不浪费。但是,有助孕指征的话,也是按照这个原则,能人工授精就不做试管婴儿,有了试管婴儿的指征,再做试管婴儿。

需要重点提醒大家的是:处于生育年龄的夫妻,每个月排卵期同房的妊娠率为10%～15%,1年内怀孕的成功率为80%～90%。备孕期的心态是至关重要的,越着急越怀不上。因此,不能急于求成,保持健康的生活方式,在排卵期前后3天内隔天同房就好。要充分试孕,给自己自然妊娠的机会。

9.备孕1年多还要不上宝宝,是不是就只能做试管婴儿了?

即使备孕1年以上还要不上宝宝,试管婴儿也不是首选,应该首先去生殖科做规范检查。需要做以下基本检查:女方月经期抽血查性激素六项、甲功五项、抗米勒管激素检查(AMH)等,月经干净3～7天内做子宫输卵管造影,月经第7～10天开始做经阴道超声检查监测卵泡发育。男方要禁欲2～7天,做精液常规分析。根据以上检查结果,决定治疗方案:

(1)改变生活方式,补充叶酸,肥胖者要运动、减重,有胰岛素抵抗者要辅助药物治疗,纠正代谢情况。男方戒烟戒酒,改变不良习惯。夫妻保持规律性生活。

(2)年轻者监测排卵,指导同房,继续试孕。

(3)年轻者如果输卵管积水、输卵管不全梗阻、输卵管周围粘连及盆腔粘连等,可行宫腹腔镜手术,术后次月立即积极助孕。

(4)超过35岁,可选择促排卵或人工授精或试管婴儿。

(5)如果卵巢功能减退或卵巢早衰,或有其他指征,可做试管婴儿。

(6)男方轻度少精、弱精或畸形精子症,可试孕或人工授精,中重度少精、弱精、畸形精子症或无精子症者可选择二代试管婴儿。

总之,不孕是需要对症治疗的,试管婴儿不能包治所有不孕症,还是那句话,能自然受孕最佳,确实有试管婴儿的指征才可以选择试管婴儿。

10.如何增加受孕概率?

规律的性生活很重要,很多年轻人因为工作压力大的原因,同房次数很少,有的夫妻只是为了要孩子才同房,这样是不行的。因为精子需要不断更新才更有活力。可以参照同房频次的公式:同房频次＝男方年龄的十位数×9＝AB,即A天内可以有B次性生活。比如,29岁的男性,2×9＝18,即10天内可以有8次性生活;39岁的男性,3×9＝27,就是20天内可以有7次性生活;以此类推。这个公式仅供参考,需要量力而行。我们建议平均3～7天进行一次性生活,这个频率下男方的精子质量最佳。

另外,对于女方来说,建议自己留意排卵期,以下几种办法可以推算排卵期:

(1)月经周期规律,为28～30天的女性,一般是在下次来月经的前14天左右排卵。不规律者可以通过观察白带来判断,排卵期白带会变多、稀薄,拉丝变长。

(2)监测基础体温,排卵后体温会比之前上升0.3～0.5 ℃,并维持在这个温度,直到来月经。监测方法:清晨醒后立即测体温,大脑放空,自己画个表记录一下,看体温是否升高,升高的温度能维持几天。

(3)排卵试纸监测:看到2道杠一样红,就预示着要排卵了。

(4)阴道超声监测排卵:这是最准的,大夫会根据监测结果指导同房时间。

找到大约的排卵日,在这天的前后各3天内,隔天同房一次,可增加受孕概率。如果超过1年仍不孕,建议去公立医院生殖科进行规范检查和治疗。

11.我有一个女儿了,再做试管婴儿可以选择生男孩吗?

只有以前生过X连锁的遗传性疾病患儿的夫妻才可以在做试管婴儿时选择性别。这样的夫妻生出来的女孩会发病,生出来的男孩可能是携带者也可能正常,但最起码外观表型正常,只有这样才能选择做三代试管婴儿生一个男孩。

12.输卵管不通怎么办?

输卵管不通需要综合评估,治疗方法需要个体化。首先评估年龄,尤其是女方的年龄,还要查抗米勒管激素(AMH)、性激素六项、经阴道超声检查计数窦卵泡个数,通过这些结果综合评估卵巢功能。男方要查精液常规。如果以上检查都正常,且女方年龄小于35岁,则可以选择做腹腔镜手术疏通输卵管,术后积极寻求生殖科医生帮助。术后3～6个月是受孕的最佳时机,超过半年受孕概率就会大幅下降。如果女方年龄大于35岁,或者虽然年轻,但卵巢功能下降,或男方精液质量不好,患有中重度少精、弱精、畸形精子症甚至无精子症,建议首选试管婴儿助孕。

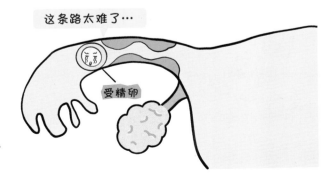

13.不孕不育症检查应遵循的原则是什么?

不孕不育检查的原则和其他疾病的诊治原则是一致的,即经济、无创或微创,尽量遵循自然,减少干预,且要有整体观,不孕人群往往会很焦虑,有抑郁情绪,医生既要关注患者的身体原因,更要注意疏导患者的焦虑情绪,尽量追求精准的个体化方案。对于患者来说,首先应选择正规公立医院的生殖科就诊,进行规范的检查。其次就是养成健康的生活方式,进行有规律的性生活,保持心情愉快。检查的顺序是:男女同查,先做男方生育能力检查,再做女方输卵管造影看输卵管是否通畅,监测女方有无排卵,寻找排卵日。双方做完上述基本检查后再确定治疗方案,尽量无创、经济,还要追求自然受孕,严卡助孕指征,避免滥用辅助生殖技术。

14.哪些是孕期禁用药物?

美国食品药品监督管理局(FDA)对药物有分类,分别为 A、B、C、D、X,其中 A 类和 B 类药物是孕期可用药物,经过了动物实验和临床试验,不会造成胎儿畸形等危害。而 C 类药物需要遵医嘱,权衡药物的利与弊,若临床应用的好处大过不良反应,就可用。例如,阿司匹林经常用于复发性流产患者。D 类和 X 类药物孕期禁用,因为会导致胎儿畸形或其他功能损伤,如:①抗菌素类药物,包括环丙沙星、左氧氟沙星、氯霉素,这些抗生素都是孕妇禁用的,有可能会导致胎儿畸形,青霉素类、头孢类、红霉素、阿奇霉素这些抗生素孕期可用。②活血化瘀的中草药都是孕妇禁用的,服用以后会增加孕妇流产的概率。③避孕药物孕期也是禁用的,如米非司酮,如果在孕期时服用,会导致胚胎停止发育。

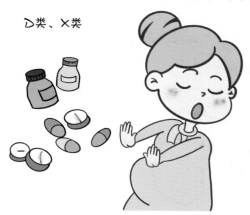

D类、X类

④环磷酰胺、病毒唑(又叫利巴韦林)等禁用于孕妇。

因此,孕期患病一定要到医院进行相应检查,在医生的指导下对症用药。当然了,如果在不知道怀孕的情况下用了药,也不要着急流产,要去正规公立医院的生殖科咨询后再决定是否流产,不要仅仅因为服用过几粒药物就去做流产,药物的致畸率并不高。

15.孕前多久开始补充叶酸、维生素、钙和铁,怀孕后再补充来得及吗?

可以从怀孕前 3 个月开始补充叶酸和多种维生素,因为叶酸缺乏或者叶酸代谢能力差容易引起胎儿神经管畸形。从怀孕前 3 个月开始服用,可以最大限度提高血液中的叶酸含量,使之达到正常水平。这样,在受孕期就可以使卵细胞在正常浓度的叶酸营养环境中形成受精卵,从而大大降低受孕后胚胎发育出现畸形的概率。

为什么要提前 3 个月补充叶酸呢?因为卵子和精子的生成时间大约都是 3 个月,从优生优育的角度出发,应提前 3 个月做备孕准备,包括叶酸和维生素 D 等复合维生素的补充。钙和铁一般是在孕 3 个月开始补充,因为胎儿在中晚孕期生长较快,对钙和铁的需求量增加,食补不能满足需求。因此,在怀孕前 3 个月以及怀孕初期的 3 个月,甚至整个孕期都可以补充叶酸和复合维生素,钙和铁则是在缺乏时补充,或孕 3 个月后再补就来得及。

16.女性保健品可以经常吃吗?

不可以。随着生活水平的提高,大部分人通过日常膳食,已经能够满足机体对能量和营养素的需求,就没有必要长期服用保健品。因为每一种营养素都有可耐受最高摄入量,如果某种营养素摄入超过可耐受上限,则会加重肝脏、肾脏的负担,进而危害身体健康。如果日常膳食已经能满足机体目标需要量,再长期服用保健品就会引起某些营养素超标,从而影响身体健康。除非少数女性有明显基础疾病或营养不良,如贫血、缺钙等,可在专业人员的指导下,在日常膳食的基础上,适当、长期服用保健品,为机体补充恰到好处的营养量。有些保健品可能会掺杂一些雌激素成分,长期服用会导致雌激素摄入过多,会增加乳腺、子宫内膜增生甚至病变的机会。临床上,经常见到有些绝经的女性在吃保健品后出现阴道流血,有的甚至发生子宫内膜癌,因此服用保健品一定要谨慎。

17.怀孕多久尿妊娠试验可为阳性? 最早什么时候做 B 超能检查出怀孕?

对于月经规律的女性来说,尿妊娠试验阳性多数在停经 30~35 天可以查出来,停经 35~40 天在经阴道超声下能看到胎囊,停经 45~49 天能在经阴道超声下看到胎芽、胎心。

对于月经不规律的女性来说,能检查出怀孕的时间就不一定了,需要根据血 HCG 的数值、同房日期等核实孕周。核实孕周多数根据血 HCG 数值和最早的经阴道超声检查结果，需要大夫核实并纠正末次月经，从而重新计算实际的孕周和预产期。多数情况下，如果血 HCG 超过 1500 单位/毫升，经阴道超声下就能看到妊娠囊；HCG 超过 50000 单位/毫升，应该就能看到胎心了。如果看不到妊娠囊，则要警惕宫外孕的发生。

18.生育的最佳年龄是多少岁？

对于女性来讲，最佳生育年龄是 25～30 岁，男性是 25～35 岁。这是为什么呢？因为对于女性来讲，生育能力体现在卵巢功能方面，卵巢内的卵泡数量及卵子质量决定了女性生育能力的高低。卵泡的发育开始于胚胎时期，一生的卵子数目就已经定下了，卵巢内的卵泡数量随着年龄的增加不断减少，这就使得生育力不断下降。女性 30 岁之后卵巢功能开始减退，生育力开始下降，35 岁后卵巢功能下降明显，卵子老化，受精能力下降，怀孕难度增加，如果怀孕，容易形成不正常的胚胎，出现胚胎停育、早期流产的概率增加。因此，女性适龄怀孕是非常有必要的。男性相对女性要晚熟一些，且精子是不断生成的，因此，男性的生殖寿命长于女性，有的男士到了 80 岁也能有子嗣。但是，最新研究发现，高龄男性生育的孩子容易有精神方面的异常，如自闭症、精神分裂症等。因此，也不建议男性高龄生育，25～35 岁的男性，不管是生理的发育还是心理的发育，包括事业、经济收入等条件都比较成熟，因此我们建议将 25～35 岁作为男性最佳的生育年龄。

19.什么叫肥胖？怎么计算体重指数？

肥胖是指机体摄入的热量多于消耗量，使体内脂肪堆积过多或分布异常，通常表现为体重增加，可能导致患者健康损害，或脂肪堆积过多而出现异常状态。通常用体重指数（BMI）来评价超重或肥胖，体重指数的计算公式为：BMI＝体重（kg）/身高（m）^{2}。按照我国标准，BMI 为 18.5～23.9 kg/m^2 为正常，24～27.9 kg/m^2 为超重，$\geqslant$28 kg/m^2 为肥胖，而 BMI＜18.5 kg/m^2 为消瘦。

20.什么是健康的备孕方式？

我们提倡科学备孕，就是要有健康的备孕方式，有以下几个注意事项：

（1）锻炼身体：每天有一定锻炼身体的时间，选择适合自己的有氧运动方式，如慢跑、快走、跳舞、骑车、打球、跳绳、游泳等，每天坚持 30 分钟以上，增强自身抵抗力。

（2）精神方面：夫妻双方要和谐，相互理解支持，积极乐观，保持心情愉快。

（3）保证睡眠：早睡早起，要有充足的睡眠时间，切忌熬夜。

（4）饮食均衡：适当补充营养，生活中可以多吃一些新鲜水果蔬菜，以补充多种维生素，也可以吃鱼、肉、蛋、奶等优质蛋白质，荤素搭配，低油、低脂、低盐、少糖饮食，注意控制体重。

（5）补充叶酸：怀孕前3个月开始补充叶酸，可以服用单独的叶酸片，也可以服用复合多种维生素的叶酸片。

夫妻双方在备孕期要做到身心俱佳，生成的精子和卵子的质量才会好，胚胎质量才会好。只有养好"种子"，才能长出好"苗苗"。

21.孕前有哪些必查和备查项目？

女性孕前检查的必备项目主要有以下几项：

（1）基础的抽血检查，如血常规、血糖、胰岛素、甲状腺功能、优生五项、传染病检查等。

（2）女性激素水平的检查。

（3）妇科检查，白带检查，以及衣原体、支原体、淋球菌、宫颈检查。

（4）妇科B超的检查，B超主要是查看子宫双附件有无器质性病变，也可以通过阴超监测排卵。

超过35岁的女性，建议做以下备查项目：乳腺、甲状腺B超，肝功，肾功，血脂，血糖等。半年不孕的高龄女性可做子宫输卵管造影、结核菌素试验，必要时查双方染色体等。

22.孕前可以接种疫苗吗？ 哪些疫苗可以接种？ 哪些疫苗不能接种？

孕前是否可以接种疫苗取决于疫苗的类型以及打疫苗的时间，如果是活疫苗，建议在备孕3个月之前打，如果是灭活疫苗，打完之后是可以继续备孕的。备孕前最好去医院做孕前检查，明确身体状况，及时调整身体状态，保持身体的最佳状态，进行积极的备孕。乙肝疫苗和新型冠状病毒疫苗都具有保护性作用，在接种后1～2个月可以备孕。如果有计划妊娠，最好将疫苗完善后再怀孕，因为孕期抵抗力较差，容易感染病毒。风疹是和妊娠联系比较密切的一种病毒，一旦在孕期初次感染，有可能会导致胎儿多发性畸形，在做孕前检查时会检查有无风疹病毒抗体。多数人在自然状态下自然免疫，即在不知情的情况下被感染并产生一定的抗体。而在没有自然免疫的情况下，也可以通过接种疫苗来获得抗体，一旦产生抗体则具有保护作用，可以防止病毒再次感染。建议备孕前打风疹疫苗，打完至少1个月后再备孕，最好打完3个月后再备孕。

23.月经量少会影响怀孕吗？

在临床上，正常的月经量是5～80毫升，超过80毫升为月经过多，小于5毫升为月经过少。最新的专家共识指出，在上述基础上，月经量的多少主要依据患者的自我判断。月经量少是否会影响怀孕因人而异，应具体情况具体分析：

（1）生理因素：月经量少有时是生理状态，有些女性月经量本身就比较少，只要每个月经周期里月经总出血量大于5毫升，均在正常范畴之内。生理性的月经量过少在多数情况下不会影响到妊娠。

（2）病理因素

1）最常见的是宫腔粘连，因既往手术史，如人工流产、诊断性刮宫、宫腔镜下子宫内膜息肉电切、黏膜下子宫肌瘤电切术、慢性炎症或结核潜伏感染等，可能会导致宫腔粘连，会导致月经量极度减少，甚至出现闭经。

2）第二种多见情况是内分泌因素导致的，因卵泡发育障碍、不排卵而导致的子宫内膜薄或出现异常子宫出血，被误认为是月经，而稀发排卵、不排卵本身就会影响到怀孕，还会对女性的月经量造成影响。黄体功能不全也会导致内膜脱落不完全，出现月经量少且淋漓不尽。

3）第三种情况是卵巢功能减退、卵巢早衰，导致卵泡不发育或发育差，内膜菲薄，出现不规则出血或虽然月经规则，但是频发量少。少见的是下丘脑-垂体出现病变，中枢性的闭经或经量减少。

4）有性生活的女性需要警惕，流血不一定是月经，量少不一定是月经过少，有可能是早孕先兆流产、宫外孕等。因此，务必要查血HCG来排除怀孕。

总之，大多数病理性的经量少是会影响怀孕的。需要规范检查，寻找原因，可中西医结合对症治疗，必要时辅助助孕治疗。

24.输卵管通而不畅还能试孕吗？

能试孕。输卵管通而不畅有怀孕可能，只是怀孕的概率会下降，宫外孕的风险会升高。输卵管通而不畅大多数是因为慢性炎症导致输卵管黏膜受损伤，出现水肿、粘连等，引起输卵管管腔部分狭窄，纤毛摆动异常，发生病变的输卵管拾卵功能下降,导致怀孕困难。如果拾卵了,精卵结合了,受损的输卵管在输送受精卵时运送功能欠佳,受精卵很容易在管腔狭窄处停留并种植而发生宫外孕。因此,输卵管通而不畅者怀孕后要尽早去医院检查,尽早排除宫外孕的可能。

25.甲状腺不好怎么备孕?

甲状腺是人体的内分泌腺,分泌的激素可以维持人体的正常功能,若甲状腺功能出现异常,会影响全身器官的功能。因此,甲状腺功能异常的患者备孕主要分以下两种情况:

(1)甲亢患者:由于甲状腺功能亢进导致生化和激素异常、营养紊乱和情绪变化等,患者通常会合并月经紊乱,受孕率会降低,需要去内分泌科治疗。待指标稳定半年到 1 年,方可怀孕。怀孕之后,孕妇还要定期到医院检测体内的促甲状腺素等激素水平。

(2)甲减或亚临床甲减:甲状腺功能减退会影响卵子的发育及排卵,严重者会引起排卵障碍,更严重者会影响胚胎着床,影响怀孕的概率,甲减患者怀孕后如不及时补充甲状腺素会影响孩子的智商,因此孕期需要服用甲状腺素片维持促甲状腺激素(TSH)在 2.5 单位/毫升左右,尤其是甲状腺抗体阳性的甲减患者,更需要坚持用药。孕期还要每月定期检查,根据 TSH 结果调整药物剂量。

26.若家里养宠物,备孕需要做什么检查?

对于备孕女性,本着自愿的原则,建议检查 TORCH,即优生四项病原体,包括风疹病毒、弓形虫、疱疹病毒、巨细胞病毒。对于家里养宠物尤其是养猫的女性,孕前建议做一下弓形虫检查。因为猫是弓形虫的宿主,如果经常和猫有密切接触,有可能会有弓形虫感染,弓形虫感染胎儿可能会造成多种胎儿发育畸形。除此之外,其他病毒感染急性期也是禁止备孕的,建议找生殖科医生咨询后备孕。

27.哪些人适宜做试管婴儿?

试管婴儿是指将不孕症患者夫妇的卵子与精子取出体外,在体外培养受精并发育成胚胎后,将胚胎移植入子宫腔内并实现妊娠的技术,包括体外受精-胚胎移植技术(IVF-ET,又称"第一代试管婴儿",可理解为"自由恋爱")、卵胞浆内单精子显微注射技术(ICSI,又称"第二代试管婴儿",可理解为"包办婚姻")及胚胎植入前遗传学检测技术(PGT,又称"第三代试管婴儿",可理解为"比武招亲")。其中,IVF-ET 适应证包括:①各种因素导致的配子运输障碍。②排卵障碍。③子宫内膜异位症。④男方少精、弱精、畸形精子症。⑤免疫性不孕。⑥不明原因的不孕。ICSI 适应证包括:①严重的少精、弱精、畸形精子症。②不可逆的梗阻性无精子症。③生精功能障碍(排除遗传缺陷疾病)。④免疫性不育。⑤体外受精失败或体外受精障碍。⑥精子顶体异常。⑦需行植入前胚胎遗传学检查。⑧复苏的冷冻卵母细胞。⑨未成熟卵子体外成熟培养(IVM)。PGT 适应证包括:①染色体异常,即夫妻任何一方或双方携带异常结构的染色体,包括相互易位、罗氏易位、倒位、复杂易位、致病性微缺失或微重复等。②单基因遗传病,具有生育常染色体显性遗传、常染色体隐性遗传、X 连锁隐性遗传、X 连锁显性遗传、Y 连锁遗传等遗传病子代高风险的夫妇,且家族中的致病基因突变诊断明确或致病基因连锁标记明确。③具有遗传易感性的严重疾病,夫妇任何一方或双方携带严重疾病的遗传易感基因的致病突变,如遗传性乳腺癌的 *BRCA1*、*BRCA2* 致病突变。④人类白细胞抗原配型,曾生育过需要进行骨髓移植治疗的严重血液系统疾病患儿的夫妇,可以通过 PGT 技术从新生儿脐带血中提取造血干细胞治疗同胞。

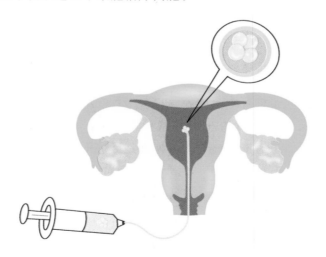

(宋晓翠)

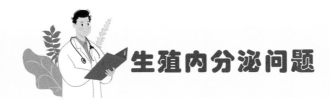

生殖内分泌问题

1.正常月经有哪些特点?

月经是指有规律性、周期性的子宫出血。它是由于卵巢内卵泡发育过程中雌孕激素的周期性变化,使子宫内膜从增生期转变至分泌期,当未怀孕时,孕激素降低和撤退引起子宫内膜脱落和出血。通俗来讲,月经是指子宫内膜周期性地增生、脱落,受到下丘脑-垂体-卵巢轴共同调控,是身体多系统、多部门精细的、协调统一的过程。月经正常与否主要受大脑神经、卵巢内分泌因素影响,也与子宫腔情况有关。所以说,月经是女性健康的"晴雨表"。如果月经不调,可能提示身体某个方面出现了状况或疾病。正常月经有以下四个特点:

(1)月经频率,就是两次月经第一天的间隔时间。按照我国医务人员的习惯,月经频率是 21～35 天,小于 21 天算月经频发,大于 35 天算月经稀发。

(2)月经规律性,就是月经频率的变化差异有规律。一般把月经规律性的正常变化范围定义为 7 天左右,故月经频率相差 7 天就算不规律。

(3)月经持续时间,就是每次月经从来潮到干净的时间。一般认为多于 7 天为月经过长。

(4)月经量,就是每次月经的总量,一般认为 5～80 毫升为正常,5 毫升大概就是一个矿泉水瓶

关于月经那些事

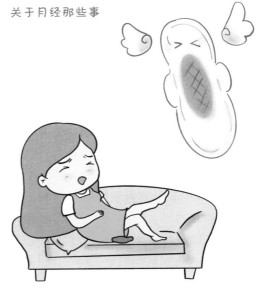

盖的量。需要注意的是,要跟既往月经量做对比,以及时发现变化。

2.异常子宫出血有哪些来源?

异常子宫出血是指与正常月经的周期频率、规律性、经期长度、经期出血量有任何1项不符的,源自子宫腔的异常出血,限定于育龄期非妊娠妇女,因此需排除妊娠和产褥期相关出血,也不包含青春发育前和绝经后出血。

异常子宫出血发生的主要原因包括:

(1)子宫内膜息肉:临床上,70%~90%的子宫内膜息肉有异常子宫出血,表现为月经间期出血、月经过多、不规则出血等。

(2)子宫腺肌病:主要表现为月经过多和经期延长,部分患者可在两次月经之间出现阴道流血。

(3)子宫平滑肌瘤:根据生长部位,可分为黏膜下肌瘤、肌壁间肌瘤、浆膜下肌瘤等,黏膜下肌瘤可能引起异常子宫出血,表现为经期延长、月经过多,甚至较严重的大出血。

(4)子宫内膜不典型增生和恶变:是异常子宫出血少见而重要的原因。子宫内膜不典型增生是癌前病变,主要表现为不规则子宫出血,可与月经稀发交替发生。

(5)子宫内膜局部异常:包括子宫内膜炎症、感染、炎性反应异常和子宫内膜血管生成异常等原因,主要表现为月经过多,还可仅表现为月经间期出血或经期延长。

3.女性排卵障碍性异常子宫出血(月经紊乱)是什么引起的? 该怎么治疗呢?

排卵障碍包括无排卵、稀发排卵和黄体功能不足。无排卵主要由控制女性内分泌的下丘脑-垂体-卵巢轴功能异常引起,常见于青春期、绝经过渡期,生育期也可因多囊卵巢综合征、肥胖、高催乳素血症、甲状腺和肾上腺疾病等引起;无排卵可以是持续的,也可以是间断或暂时的。无排卵时卵巢无黄体形成和孕激素分泌,引起子宫内膜增殖过度和不规则剥脱而导致异常子宫出血,常表现为不规律的月经,月经频率、规律、出血量和长度均可异常。稀发排卵如不超过60天,可以随访观察,但更长时间的稀发排卵的处理与无排卵相似。黄体功能不足可表现为经间期出血。

排卵障碍性异常子宫出血的治疗原则是:急性出血期维持一般状况和生命

体征,积极行支持疗法,尽快止血并纠正贫血;止血后调整月经周期,预防子宫内膜增生和异常子宫出血复发。

(1)出血期止血:青春期推荐孕激素内膜脱落法或短效避孕药止血法。生育期各种常用的止血方法均可使用。绝经过渡期应警惕子宫内膜病变,对怀疑有子宫内膜病变者,推荐将诊刮或宫腔镜检查、子宫内膜病理检查作为首次止血的治疗选择,但病理结果未见异常者不必反复刮宫。

(2)调整周期:天然孕激素或地屈孕酮适用于各年龄段患者。短效避孕药适用于除有禁忌证以外的各期排卵障碍性异常子宫出血的周期调整,尤其是合并经量多、痛经、痤疮、多囊卵巢综合征、有避孕要求的患者。左炔诺孕酮宫内缓释系统可长期、有效保护子宫内膜,显著减少月经出血量,并有安全可靠的避孕效果,全身不良反应少,一次放置可维持 5 年,可达到长期管理效果,可作为长期无生育要求患者的长效、安全、简便选择,尤其适用于经量过多者。

4.闭经是如何引起的？怎么诊治呢？

(1)闭经的常见病因有以下几个方面

1)首先要判断是否有中枢神经以及下丘脑性的闭经,这种情况往往与精神的应激改变有关系,如环境改变、精神过度紧张、精神打击等,都有可能会引起闭经。

2)慢性疾病、神经性厌食症、过度劳累等也会引起闭经。肥胖妇女由于存在高胰岛素血症,也有可能会发生闭经。

3)药物性闭经,垂体性闭经,垂体肿瘤(尤其是常见的垂体泌乳素瘤)、垂体梗死等也会引起闭经。

4)卵巢性的闭经,比较常见的是卵巢早衰引起的闭经,卵巢功能性肿瘤也会引起闭经。

5)子宫性闭经,子宫性闭经往往是由子宫内膜的破坏所导致的闭经,常见于人工流产后,或者流产以后出血,过度清宫引起子宫内膜损伤、瘢痕化以及子宫内膜宫腔粘连。

(2)治疗原则:病因治疗、雌激素替代和(或)孕激素治疗、针对疾病病理生理紊乱的内分泌治疗、诱发排卵等。

1)病因治疗:①神经精神应激性闭经:精神心理疏导,消除患者紧张情绪、焦虑及应激状态。②低体重或消瘦原因:调整饮食和营养,对进食障碍型的闭经患者进行心理疏导。③运动性闭经:适当减少运动量及训练强度,或供给足够营养剂纠正激素失衡。

2)激素治疗:针对病因给予内分泌治疗,同时调节月经周期。

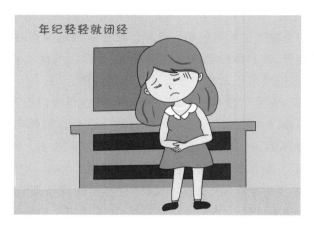

5.痛经吃止痛药会不会产生耐药性?

若有痛经的情况,是不可以长期吃止痛药的。

痛经分为生理性痛经和病理性痛经。如果是生理性痛经,基本上不需要吃止痛药,注意休息,合理营养,采取局部热敷等方法就可以改善症状。如果是病理性痛经,如由子宫肌瘤或者是子宫腺肌症以及其他一些异常情况引起的痛经,需要及时就诊,并做相关检查。在明确病因之前吃止痛药会掩盖病情,进而导致病情加重,因此需要明确诊断后再采取相应的治疗措施。

6.子宫性闭经是怎么引起的? 应怎样治疗?

子宫性闭经是由于子宫的病变、发育缺陷所致的闭经,其共同特点是患者具有正常的卵巢功能,性激素分泌正常,但无月经来潮。子宫性闭经是真性闭经的一种,一般分为原发性和继发性子宫性闭经。常见原因有以下几个方面:

(1)先天性子宫发育异常:由于中肾管旁严重发育不全或不发育,造成始基子宫或无子宫。

(2)米勒管发育不全综合征:由副中肾管发育障碍引起的先天畸形,表现为始基子宫或无子宫、无阴道,外生殖器、输卵管、卵巢发育正常,女性第二性征正常。30%患者伴肾脏畸形,12%伴有骨骼畸形。

(3)子宫内膜损伤:常由人工流产刮宫过度引起,产后或流产后出血、刮宫损伤也可引起。

（4）子宫内膜炎：最常见的导致闭经的子宫内膜炎是结核性子宫内膜炎，其他流产后或产后严重的子宫内膜炎也可伴发闭经。

（5）子宫切除后或子宫腔内放射治疗：手术切除子宫或因子宫恶性肿瘤行腔内放射治疗破坏子宫内膜而闭经。

（6）宫颈锥切术后引起宫颈粘连、狭窄，导致闭经。

子宫性闭经治疗原则是明确原因，根据不同病因选择不同的治疗方式。先天性无子宫或始基子宫暂无治疗方式，若为感染引起的闭经，可以给予药物治疗。若为宫腔、宫颈粘连所致，可进行手术治疗。患者平时需要保持良好的精神状态，劳逸结合，也有助于疾病的恢复。

（1）药物治疗：①抗生素：对于感染引起的子宫内膜炎，可应用抗生素类药物，如头孢曲松钠、左氧氟沙星、克林霉素等。②抗结核类药物：结核性子宫内膜炎导致子宫性闭经的患者应用抗结核药物，如雷米封、异烟肼等。③雌激素、孕激素：可用于宫腔粘连分离后修复子宫内膜，常用药物有戊酸雌二醇、醋酸甲羟孕酮等。

（2）手术治疗：子宫性闭经的手术治疗对象主要是由于宫腔粘连导致闭经的患者，要根据粘连的部位、面积、程度、有无生育要求决定是否处理。宫腔完全粘连或虽有部分粘连但不影响经血流出，若患者无生育要求，无需处理；如患者有生育要求，宫腔部分粘连或宫颈粘连影响经血流出，有周期性腹痛，应行粘连分解。手术治疗方法包括用宫腔探针或宫颈扩张器分离粘连，或在宫腔镜直视下分离粘连，粘连分离后放置宫内节育器3～6个月，同时应用雌孕激素序贯治疗支持内膜修复和生长，预防再粘连。

7.高泌乳素血症怎么诊治？高泌乳素血症患者怀孕了怎么办？

各种原因引起的外周血泌乳素水平持续增高的状态为高泌乳素血症。高泌乳素血症的常见临床症状包括月经紊乱及不孕、非哺乳期泌乳、因肿瘤压迫引起的头痛、双颞侧视野缺损。

治疗高泌乳素血症首先要查找病因，一般分为以下几种情况：①生理性高泌乳素血症：多是由于怀孕、哺乳等正常的生理反应引起，无须治疗。②药物性高泌乳素血症：主要是由激素、镇静药物等引起，停药后多可恢复。③特发性高泌乳素血症：是指无明显原因的泌乳素升高，一般可自行恢复，有月经异常、泌乳等症状，有生育需求时需要药物治疗，溴隐亭有很好的降低血清泌乳素的效果。④病理性高泌乳素血症：主要由下丘脑、垂体疾病引起，可以服用溴隐亭或卡麦角林药物治疗,要注意用药的方法和剂量,一般来说从小剂量开始,药物治疗无效者可用手术治疗或放射治疗等方法。

高泌乳素血症会降低怀孕的概率,溴隐亭是治疗高泌乳素血症最常用的比较有效的药物。在服药的过程中,患者有怀孕的可能,一旦确诊怀孕,及时停药即可。如果为垂体微腺瘤患者,停药后定期进行血清泌乳素和视野检查,如发现视野缺损,立即服用溴隐亭,若一周后症状无改善,可以考虑手术治疗;患者为垂体大腺瘤时,需在溴隐亭治疗腺瘤缩小后方可怀孕,怀孕后每 2 个月评估一次,如果肿瘤再次增大,需整个孕期服用溴隐亭,如果对溴隐亭没有反应或视力视野进一步恶化,应及时手术治疗。

8.多囊卵巢综合征是怎么回事?怎么治疗?

多囊卵巢综合征是最常见的妇科内分泌紊乱性疾病,它的特点是女性卵巢内出现了过多的小卵泡,但没有成熟卵泡的生长发育,卵巢内分泌功能异常,同时伴有高雄激素和胰岛素抵抗,干扰到了正常的排卵,女性会出现月经紊乱、肥胖、多毛、痤疮、不孕等症状。很多女性从青春期开始发病,对于处于生育年龄的女性,排卵功能障碍可能导致不孕。在治疗时,主要根据患者的年龄及患者的诉求决定具体治疗方案。对于肥胖或超重的患者,要鼓励其进行饮食和运动管理,积极减重,或者服用二甲双胍等药物改善胰岛素抵抗;有生育要求的患者,在生活方式管理的基础上积极行促排卵治疗帮助怀孕;没有生育要求的患者主要考虑调整月经周期、减少内膜病变,药物包括短效口服避孕药、孕激素等;想改善多毛痤疮的患者可以考虑口服短效避孕药、螺内酯等药物降雄激素治疗。

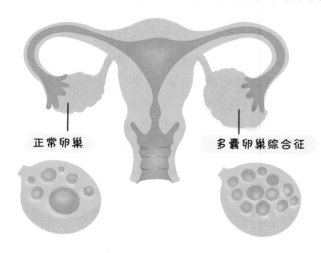

正常卵巢　　　　　　　多囊卵巢综合征

9.哪些因素可以导致多囊卵巢综合征?

多囊卵巢综合征病因不明确,可能与遗传、精神因素、不良生活习惯等因素有关。①遗传因素:如果妈妈是多囊卵巢综合征患者,女儿患病的概率会增加。②精神因素:长期处于紧张、焦虑、抑郁、恐惧不安等不良心理状态,容易内分泌紊乱,导致雄激素升高,诱发多囊卵巢综合征。③不良生活习惯:经常性睡眠不充足、过度疲劳,或过多接触塑料食品容器中的双酚A等,容易内分泌紊乱,导致雄激素升高,诱发多囊卵巢综合征。

10.多囊卵巢综合征有哪些常见症状?

多囊卵巢综合征患者的常见症状如下:

(1)月经失调:常表现为各种形式的月经不规律,有可能几个月不来月经,也有可能是月经间隔时间短或月经期长,月经量可多可少。

(2)不孕:生育期妇女常因排卵障碍、月经失调而导致不孕。

(3)高雄激素的表现:①痤疮:皮脂腺分泌过盛可出现痤疮,皮损表现为粉刺、丘疹(高出皮肤的局限性隆起)、脓疱或结节,多见于面部、额头、双侧脸颊,胸背部、肩部也可出现。②多毛:患者可出现不同程度的多毛,以性毛为主,阴毛浓密、呈男性型,甚至向上蔓延到腹股沟(连接大腿和腹部的部位)或下腹中线,向下延伸到肛门周围。有的患者上唇、下颌、胸背部(包括乳晕周围)、大腿内侧等出现较粗的体毛。

(4)肥胖:50%以上患者伴有超重或肥胖(体重指数$\geqslant 24$ kg/m^2),且常呈腹部肥胖型(腰围/臀围$\geqslant 0.80$)。肥胖与胰岛素抵抗、雄激素过多等有关。

(5)黑棘皮症:严重胰岛素抵抗的一种皮肤表现。外阴、颈背部、腋下等皮肤皱褶部位出现灰褐色色素沉着,常呈对称性,皮肤增厚,质地柔软如天鹅绒。

(6)糖、脂代谢紊乱,糖尿病、高血压、内膜癌发生概率较正常人增加。

(7)流产:多囊卵巢综合征患者长期受雌激素刺激,孕酮分泌不足,黄体功能不足,导致流产率增高。

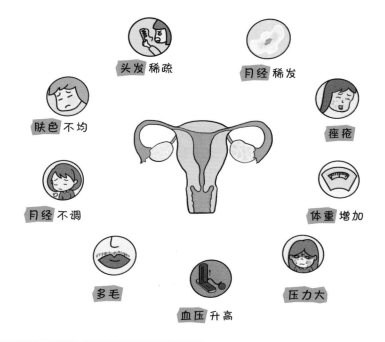

11.青少年月经不调应怎么治疗？

青春期功能失调性子宫出血大多属于无排卵型异常子宫出血，主要特点为完全没有周期规律的出血，表现为周期和经期均长短不一，血量多少不定。其治疗目的是恢复整个子宫内膜的同步性发育、组织结构的稳定性和正常的血管节律性收缩。治疗原则是出血期止血并纠正贫血，血止后调整月经周期，预防复发，临床可根据其严重程度采取不同的诊疗方案。

（1）轻度：月经不规则，经常推迟，无法预测来月经日期，出血量不太大，血红蛋白量与正常值无太大差异。可给予精神安慰，消除顾虑，嘱建立月经卡，注明月经持续天数，每天出血情况。并加强体质锻炼，注意营养。不必给予激素治疗，一般在几个月甚至1～2年内可自行恢复正常月经周期。

（2）中度：经期不规则，月经量多，持续时间长，血红蛋白量低于正常值，但不小于100克/升。在纠正贫血的同时，可以给予适量的雌激素修复子宫内膜，或者加用适量的孕激素调整月经周期，避免长期雌激素刺激对内膜起累积作用致内膜增生。

（3）重度：血红蛋白＜100克/升，有时发生失血性休克，这类患者应住院急诊处理：①输液、输血。②激素止血。③排除或治疗有关凝血障碍疾病，给予对症处理。

12.月经不规律有哪些原因?

月经不规律是妇科常见的症状和体征,是指月经的周期频率、规律性、经期长度、经期出血量任何一项不正常,而且出血来源于子宫腔。我国指南将异常子宫出血的病因分为器质性疾病、功能失调和医源性病因三大类。

(1)器质性疾病所导致的出血:如子宫内膜息肉、子宫腺肌病、子宫平滑肌瘤、子宫内膜恶变和不典型增生所致的异常子宫出血。

(2)功能失调原因引起的出血:如全身凝血相关疾病、排卵障碍相关出血、子宫内膜局部异常等原因引起的出血。

(3)医源性原因导致的出血:如口服避孕药或其他抗凝血药物等引起的出血。另外,还有未分类的、原因不明的出血。

13.月经量增多伴血块是什么原因导致的?

由于经血中含有大量纤维蛋白溶酶,纤维蛋白溶酶对纤维蛋白产生溶解作用,故月经血不凝,只有在出血量多或速度快的情况下可出现血块。月经伴有血块常考虑以下原因:

(1)流产:如果女性有停经史,突然出现"月经量"增多,伴随较多血块,且出现下腹痛,可能是流产所致。

(2)子宫肌瘤尤其是黏膜下子宫肌瘤、子宫腺肌症、子宫腺肌瘤等,均易导致经量增多,并伴大量血块。

(3)子宫内膜增生症:即子宫内膜的不规则增生,主要由内分泌紊乱导致。由于雌激素的长期作用,子宫内膜可变得非常厚,体内没有足够的孕激素拮抗雌激素,增厚的子宫内膜突然脱落,表现为月经增多且伴随血块。

(4)血液系统疾病:如凝血功能障碍、血小板偏低或凝血因子缺乏,均可导致女性出现经量增多且伴有大量血块的情况。

(5)药物因素:若在治疗其他疾病时,因服用的药物影响到自身的内分泌功能,造成体内激素波动,也可导致月经量增多,且伴有大量血块。

无论何种原因引起的月经量增多伴血块,均建议尽快前往正规医院就诊,避免自行服用止血药物,延误诊断和治疗的最佳时机。

14.经期延长是什么原因导致的?

一般情况下,正常月经的持续时间为2～7天,少数为3～5天。如果月经持续时间超过 7 天,就称为经期延长。那么,造成经期延长的原因有哪些呢?

(1)子宫内膜异位症:影响子宫肌层收缩或因内膜增厚而导致月经过多或经期延长。

(2)子宫平滑肌瘤:尤其是子宫黏膜下肌瘤,因子宫腔面积扩大,导致收缩异常,可致月经周期过多和经期过长。

(3)子宫功能失调性出血:如无排卵性功能失调性子宫出血和子宫内膜不规则脱落,均因内分泌功能障碍而引起经期延长。

(4)盆腔炎症、子宫内膜息肉、子宫炎症等均因子宫内膜血液循环不良、退化坏死或盆腔淤血等引起月经过多和经期延长。

(5)血液病:如血小板减少性紫癜、再生障碍性贫血等,常伴月经周期来潮,或出现严重子宫出血,经期延长。其他如慢性贫血、慢性肝炎、肝硬化、肾炎等,可使血管壁脆弱,通透性增加,造成出血。

(6)放置节育器也容易导致经期过长。

综上所述,经期延长有可能是妇科疾病,也有可能是全身性疾病导致的,采取相应的治疗措施之前必须要先明确病因,从而对症治疗。

15.女孩多大年龄来月经属于正常?

月经是女性生殖功能成熟的标志之一,月经对于每一位女孩来说都是非常重要的。第一次月经来潮称为月经初潮,月经初潮过早或过晚对女性的健康是否有影响,在什么年龄段出现月经初潮算正常,一直是女性非常关心的问题。

相关的研究发现,女孩第 1 次月经初潮的年龄应该在 11～16 岁,这属于正常的范围,绝大多数女孩会在 13～14 岁来月经。这个时间段来月经说明女孩的身体发育得比较好,并不存在生殖方面的隐患。在这个年龄段内,稍微早一些或晚一些都是正常的,但如果太过提前或太过推迟,都会影响到正常发育。如果小于 10 岁就来月经,则可能是性早熟,这种情况会影响孩子的生长发育,主要是身高的生长受到影响。而对于月经初潮时间晚于同龄人或超过 16 岁,以及年满 14 岁无第二性征发育的女孩,均要考虑"原发性闭经"的问题,最好去医院看一下,及时进行调理或手术治疗。初潮来得过晚也容易让女性出现卵巢储备功能低下的情况,会导致女性具备受精潜能的成熟卵子比较少,容易导致不孕不育的发生。

16.多囊卵巢综合征可以自然受孕吗?

多囊卵巢综合征患者主要表现为月经不规律、排卵异常、雄性激素过多等,自然怀孕的概率比较低,往往需要促排卵治疗。但是,偶尔也会有稀发的排卵,如果在排卵的时候有性生活,并且其他各种条件都比较合适,也是有自然怀孕的可能的。

17.女孩已经 18 岁了,但月经一直未来潮,这是怎么回事?

这属于原发性闭经。临床上,根据第二性征的发育情况,原发性闭经又可分为第二性征存在和第二性征缺乏两类。

(1)有哪些第二性征存在的原发性闭经?

1)米勒管发育不全综合征:中肾管又称"米勒管",在生长发育过程中,女性中肾管分化为生殖器官,如果在发育过程中分化不全,会导致女性两性畸形。检查发现染色体核型正常,有正常排卵功能,外生殖器、输卵管、卵巢及女性第二性征正常,异常主要表现为始基子宫或无子宫、无阴道,所以会表现为一直不来月经,部分患者合并肾脏畸形。

2)雄激素不敏感综合征:此疾病为男性假两性畸形,染色体核型为 46,XY,性腺为睾丸,但睾丸位于腹腔内或腹股沟。睾酮水平为男性水平,但由于靶器官缺乏睾酮受体,因此睾酮不能发挥生物学效应而通过芳香化酶转化为雌激素,外貌等临床表现为女性,可有青春期乳房隆起丰满,但乳头发育不良,阴毛、腋毛稀少,阴道为盲端、短浅,无子宫和输卵管。

3)卵巢不敏感综合征:这类患者的卵巢内具有很多始基卵泡及初级卵泡,但卵巢对外源性促性腺激素不敏感,因而内源性促性腺激素升高,尤其是卵泡刺激素水平升高,临床表现为原发性闭经。

4)生殖道闭锁:如无孔处女膜。

(2)第二性征缺乏的原发性闭经包括哪些疾病?

1)嗅觉缺失综合征(Kallmann 综合征):指下丘脑的促性腺激素释放激素(GnRH)先天性分泌缺乏,同时伴有嗅觉缺失或减退。临床表现为原发性闭经,缺乏女性第二性征,嗅觉减退或丧失。

2)特纳(Turner)综合征:属于性腺先天性发育不全,性染色体异常,核型为 45,XO 或嵌合体 45,XO/46,XX 或 45,XO/47,XXX。表现为原发性闭经,卵巢不发育,患者身材矮小,女性第二性征发育不良,常有肘外翻、腭高耳低、后发际线低等表现,部分患者合并主动脉缩窄和肾脏、骨骼畸形等。

3)46,XX 单纯性腺发育不全:此类患者体格发育无异常,卵巢呈条索状无功能实体,子宫发育不良,女性第二性征发育差,但外生殖器为女性型。

4)46,XY 单纯性腺发育不全:此类患者临床表现为原发性闭经,女性第二性征发育不良。由于体内存在 Y 染色体,此类患者在 10～20 岁时易发生性腺母细胞瘤或无性细胞瘤,因此一旦明确诊断,应切除条索状性腺组织。

18.月经增多引起头晕乏力是怎么回事?

女性在经期经量增多,很有可能会导致身体缺乏铁元素,产生贫血,血色素减少使红细胞携带氧和营养物质的能力降低,脑供血不足,所以脑在缺血缺氧的情况下,可能会有头晕、乏力。月经期间出现头晕乏力,多见于子宫肌瘤、子宫腺肌症或子宫内膜息肉等疾病。若女性月经量过多,出现头晕、乏力等贫血症状,则最好查一下血红蛋白,以明确是否有贫血。也可能是因为在月经期间,激素分泌变化引起的睡眠不足,导致头晕乏力。除此之外,不排除某些疾病导致的头晕乏力症状,如低血压、低血糖等。如果头晕、乏力症状严重,则需进一步检查,以明确病因,对症治疗。

19.来月经前感到头晕、心慌、烦躁易怒、乳房胀痛,影响工作和学习该怎么办?

来月经前感到头晕、心慌、烦躁易怒、乳房胀痛,月经来潮后明显好转,这种情况属于经前期综合征,大多数发生在来月经之前的 1～2 周,月经过后会自然消失,还可伴有头痛、体重增加、下肢水肿、记忆力减退、注意力不集中等,与卵巢分泌的激素水平的波动有关。

具体缓解方法:

(1)月经前轻微不适是正常的生理现象,一般不会影响正常生活,不需要特殊处理。

(2)注意在经期保持乐观的心态,多放松,多休息,少熬夜。

(3)平时应该多吃新鲜的蔬菜水果,忌食辛辣、生冷等刺激性食物,避免油腻、油炸、快餐类食品。

(4)适当参加户外活动,提高身体的免疫力,但要避免剧烈运动。

(5)如果经前期综合征过于严重,可以用一些抗焦虑、抗抑郁的药物进行治疗,也可以在专业的中医医师的指导下进行调理。

20.痛经是由什么原因引起的?

痛经指月经前后或月经期出现下腹部疼痛、坠胀,伴有腰酸或其他不适。疼痛常呈痉挛性,通常位于下腹部,可放射至腰骶部和大腿内侧。疼痛剧烈者可出现面色苍白、恶心、呕吐、出冷汗等症状,往往影响正常的生活和工作。

根据病因,痛经可分为原发性痛经和继发性痛经。原发性痛经又称功能性痛经,指生殖器无器质性病变的痛经,占痛经的 90% 以上,常见于前列腺素含量增高、因宫颈管狭长等因素导致经血流出受阻、精神压力大、家族遗传性等。继发性痛经又称器质性痛经,指由盆腔内器质性病变引起的痛经,如子宫内膜异位症、子宫腺肌症、子宫肌瘤、宫腔内放置节育器等。

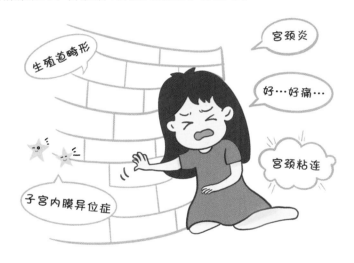

21.是不是生了孩子后痛经就会减轻?

生完孩子后痛经是否缓解因人而异,并不是人人都适用,有的人在生过孩子后就不痛经了,也有人在生过孩子后痛经还存在或者进一步加重。

(1)生完孩子后痛经缓解:有些年轻的女性,痛经的原因是宫颈内口太紧,经血不能顺畅地排出体外。如果是这种原因引起的痛经,那么在顺产生完孩子之后,宫颈管会得到扩张,痛经的情况则会有所缓解甚至消失。对于这些人来说,生孩子对于缓解痛经是有用的。

(2)生完孩子后痛经持续存在:这种情况多见于妇科疾病引起的继发性痛经,要消除引起的因素后痛经症状才会消除。如果继发性痛经是由于盆腔炎、子宫腺肌病、子宫内膜异位症等疾病引起的,建议及时去医院做妇科检查确定痛经原因后对症治疗。此外,对于遗传性因素引起的痛经,由于家族性子宫内膜前列腺素含量比较高,而引起子宫平滑肌强烈的收缩,导致痉挛性疼痛,存在这种情况者生完孩子后痛经的症状不会减轻,也不会消失。

（3）生完孩子后痛经加重:有些女性在生完孩子后比生孩子之前痛经的情况还要严重,可能是因为在分娩过程中,宫颈管黏膜有所损伤,进一步发生粘连。这样一来,经血就不能顺畅地排出体外,进而加重痛经。这种痛经与生育方式没有绝对关系,不管是顺产还是剖宫产,这种情况都有可能发生。

22.非经期疼痛、性交痛是什么原因?

（1）生殖道畸形:如处女膜肥厚或闭锁、阴道口先天性狭窄;生殖器位置改变如子宫脱垂、子宫过度后位,可能引起深部性交痛。

（2）外阴炎、阴道炎、盆腔炎或者宫颈炎症:由于盆腔或宫颈充血,同房时引起疼痛,疼痛一般局限于下腹正中,若炎症明显,会导致整个下腹部位疼痛。

（3）子宫内膜异位症或盆腔粘连:在房事时出现机械性牵拉而导致下腹疼痛。

（4）全身疾病:如干燥综合征、糖尿病等,会因为阴道分泌物不足、阴道干涩而引起性交痛。

（5）心理因素:如性生活时过度紧张恐惧。

23.痛经会不会导致不孕?

正如前文所述,痛经分为原发性痛经和继发性痛经,原发性痛经多由子宫内膜前列腺素增高引起,这种情况一般不会影响怀孕。继发性痛经是因为生殖系统产生器质性病变而导致的疼痛,如子宫内膜异位症、子宫腺肌病、生殖道畸形等,有可能导致不孕。常见主要原因如下:

（1）子宫内膜异位症有可能会导致盆腔粘连,从而影响卵巢的排卵和输卵管的运输功能,严重时会导致不孕症的发生。

（2）子宫腺肌症可能会阻断精子向输卵管移动和胚胎的运输,由于子宫内膜进入子宫肌层,不仅会引起子宫的体积增大,还会使子宫肌层增厚,当子宫肌层增厚时,会使得子宫腔的形态发生改变,进而导致输卵管开口的形态改变,从而引起不孕;子宫腺肌病还会使子宫的整个肌层纤维化,不仅会使子宫变硬,还会导致子宫的伸展性变差,进而影响到子宫肌层的血液运输,出现不孕的情况。

（3）妇女生殖器官发育畸形，如阴道横隔、处女膜闭锁等，这些生殖器官存在畸形的妇女容易发生不孕症。因此，对于一些继发性痛经，需要通过药物、手术或辅助生殖技术等措施帮助怀孕。

24.如何治疗痛经？

不同类型的痛经，治疗方法不同。

（1）对于原发性痛经者，月经期腹部的轻度不适可通过心理疏导、保持良好的生活习惯来缓解；当疼痛难忍时，可以尝试以下多种方法：

1）口服药物：口服布洛芬、酮洛芬、萘普生等可缓解疼痛。

2）短效口服避孕药：通过抑制排卵减轻疼痛。

3）肌内注射阿托品等解痉药物、黄体酮，或口服甲羟孕酮：可解痉、抑制子宫收缩，从而缓解痛经。

4）中药辅助治疗：以通调气血为主，可用当归芍药散治疗原发性痛经。

5）神经切除术：主要有骶前神经节切除术、子宫神经部分切除术。以往对于原发性痛经药物治疗无效的顽固性病例，可采用骶前神经节切除术，效果良好，但有一定的手术风险，近年来主要采用子宫神经部分切除术。

（2）继发性痛经，除口服上述药物外，需要同时积极治疗原发病：

1）宫颈狭窄引起的继发性痛经，可行宫颈扩张术。

2）子宫内膜异位症、子宫腺肌病引起的继发性痛经，如果患者年轻且有生育要求，可以注射 GnRH 类似物抑制卵巢功能缓解症状，效果不好时，采取手术切除治疗。

3）对于病情顽固的严重痛经患者，如果没有生育要求，亦可采取子宫切除术。

（陈儒新　　陈艳　　侯艳梅　　李玉娥　　张亚杰）

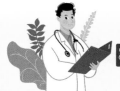

围绝经期健康问题

1.围绝经期月经失调是"扛"还是"治"？

有很多更年期女性对月经失调存在很多认知误区,认为更年期月经失调是每个人必然的经历,不需要关注,对月经量过多和时间过长没有正确的判断,月经间隔延长也不咨询专业医生及时就诊,不及时治疗,这样可能会产生很多不良后果,如感染(长期不规则出血易造成生殖系统感染,如外阴阴道炎症、子宫内膜炎、盆腔炎等)、贫血、衰弱(导致头晕、乏力、面色苍白、免疫力低下等贫血症状,影响生活质量)、不良病变(长期的不规则子宫出血容易引起子宫内膜过度增厚和病变,严重时导致子宫内膜癌,对于有高血压、肥胖、糖尿病等因素的患者,更容易引起癌变)。因此,若月经出现不正常的征象,不应该硬扛,而应及时就诊、咨询,做相应的化验检查,避免延误病情对自己造成伤害。

2.怎样判断围绝经期来临？

围绝经期是女性一生必然要经历的一个生理过程,是指从卵巢功能开始衰退至绝经后 1 年内的时期。怎样判断围绝经期来临呢？如果年龄大于 40 岁,月经周期长短不一(即月经紊乱),10 次月经中有 2 次或以上发生邻近月经周期改变≥7 天,是进入围绝经期的标志。例如,正常是 28 天来一次月经,如果少于 21 天或多于 35 天来一次月经,这种情况在 10 个月内出现 2 次,即进入围绝经期。在进入围绝经期后,女性卵巢功能开始衰退,体内雌孕激素就开始波动下降,当卵巢功能完全丧失,雌孕激素降低到一定水平后,就会出现绝经。

3.围绝经期到来对健康有什么影响？

围绝经期对女性全身的各个系统都有影响,卵巢功能下降会导致身体内雌激素水平急剧下降,而雌激素作用于体内多个器官。因此,围绝经期对身体多个方面都会产生影响。

（1）月经改变：大多数妇女月经变化从 40 岁左右开始，平均绝经年龄为49.5 岁。少数妇女出现功能性子宫出血，甚至造成严重贫血。

（2）泌尿生殖道改变：生殖器官开始萎缩，黏膜变薄，易发生老年性阴道炎及性交疼痛，憋不住尿等。

（3）神经精神症状：主要为面色潮红、阵阵发热、出汗等血管舒张症状，情绪不稳定、激动易怒、抑郁多烦、记忆力减退、工作能力下降等。

（4）皮肤皱纹逐渐增多，有的出现瘙痒，毛发开始变白脱落。腹部和臀部脂肪增多，容易发胖。

（5）心血管系统变化：血压易波动，常出现高血压、心前区闷痛不适、心悸、气短，动脉硬化发生率增加，冠心病发病率也上升。

（6）骨质疏松：从 40 岁左右起，女性骨质开始脱钙，每年钙丧失 1%，如不补钙，可导致骨质疏松，其后果是脊柱压缩、身材变矮、脊柱后突和行走困难，严重时会产生脊柱压缩性骨折。上肢桡骨远端及下肢股骨等部位容易发生骨折。女性骨折的发生率为男性的 6～10 倍。

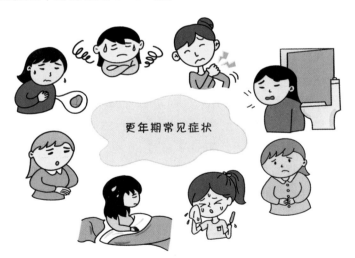

4.围绝经期不舒服怎么治疗？

虽然围绝经期出现的多种症状是自然现象，但如不及时治疗，对女性健康影响重大。围绝经期综合征的治疗有以下几种方法，包括一般治疗、激素补充治疗、非激素类药物治疗。

（1）一般治疗：通过心理疏导，使围绝经期妇女了解围绝经期的生理过程，并保持乐观的心态。鼓励其建立健康的生活方式，包括适当的身体锻炼，增加户外运动及日晒时间，合理健康饮食，摄入足量蛋白质及含钙丰富的食物，预防骨质疏松。对于睡眠障碍者，必要时可选用适量镇静药助眠。

（2）激素补充治疗：是针对绝经相关健康问题而采取的一种医疗措施，可有效缓解绝经期的相关症状，改善生活质量。激素补充治疗可以调节月经周期，减少每天潮热次数，减轻潮热程度，减少盗汗，减轻阴道干燥和性交疼痛，改善精神状况和躯体健康，提高生活质量，增加皮肤的弹性和含水量等。长期激素治疗可带来远期获益，增加骨密度，减缓骨量丢失，减少骨质疏松或骨折的发生，降低血压，调节血脂和血糖，降低心血管疾病的发生风险。

（3）非激素类药物治疗：中医药对围绝经期综合征引起的各种症状有较好的治疗效果。同时，摄入适量的钙剂和维生素 D 等药物可以促进钙的吸收，减缓骨质丢失，适用于缺少户外活动的围绝经期妇女。

5.围绝经期骨质疏松怎么办？

围绝经期雌激素缺乏会加速骨质流失，进而导致骨质疏松症。围绝经期妇女应当保持健康的生活方式、摄入充足的钙和维生素 D，同时可以采用激素补充治疗，防治骨质疏松。

（1）保持健康的生活方式：围绝经期妇女应当注意均衡营养、规律运动。

1）健康饮食：每天每顿饭都有水果和蔬菜、全麦纤维，每周食用 2 次鱼类，低脂摄入（推荐橄榄油），控糖（≤50 克/天）、少油（25～30 克/天）、限制盐的摄入（≤6 克/天）、戒烟限酒，每天饮酒量不超过 20 克。适当控制体重，体重过高会增加心血管疾病风险，低体重会增加骨质疏松症风险。提倡规律负重运动和肌肉强化运动，规律锻炼可以降低心血管疾病发病率和总死亡率。

2）补钙：50 岁以上和绝经后女性钙的推荐摄入量为 1000 毫克/天，建议首先进行膳食补充，如果不能从膳食中获得足够的钙，建议通过钙补充剂达到推荐的每日摄入量。为了增加钙吸收率和吸收总量，建议将等量的钙以少量多次的方式摄入。

3）补充维生素 D：维生素 D 在钙的吸收和骨骼健康中起着重要的作用。中国成人维生素 D 推荐摄入量为 400 单位/天（10 微克/天），≥65 岁老年人的推荐摄入量为 600 单位/天（15 微克/天）。

（2）激素补充治疗：是围绝经期骨质疏松的一级预防措施，激素补充治疗可以预防围绝经期妇女骨质丢失,增加或维持妇女的骨密度。

6.围绝经期流血怎么办?

围绝经期异常子宫出血以排卵障碍最为常见,首先需要通过超声等辅助检查排除子宫结构性病变。围绝经期排卵障碍相关的异常子宫出血的治疗原则是止血、调整月经周期、防止子宫内膜癌变。

(1)止血:如果出血量较少、血红蛋白>90克/升,可采用子宫内膜脱落法进行治疗,即口服或肌注孕激素,使子宫内膜从增生期转化为分泌期。如果出血量较多,血红蛋白<90克/升,甚至60~70克/升,则需采用子宫内膜萎缩法,使用高效孕激素如炔诺酮或安宫黄体酮类,出血停止后逐渐减少药物用量,直到血红蛋白达到100克/升时再停药。对于贫血特别严重的患者,需要给予口服铁剂等支持治疗,必要时须输血纠正贫血。

(2)调整月经周期:针对单一的月经紊乱,则在月经后半周期(10~14天)使用孕激素(黄体酮)调整月经。对于既有月经紊乱,又伴有更年期症状的人群,如果希望月经来潮,则使用雌孕激素序贯疗法,即月经前半周期使用雌激素,后半周期加用孕激素,让子宫内膜的变化与排卵周期保持一致。如果不希望月经来潮,可用雌孕激素联合或替勃龙进行治疗。

7.围绝经期需要避孕吗?

围绝经期也有一定的怀孕概率,虽然月经周期紊乱,但还会存在一定的排卵功能,故应注意避孕。避孕方式以工具避孕为主,不宜服用避孕药。因此,对于围绝经期女性,如果突然出现月经周期的改变,一定要到正规医院就诊,了解月经周期改变的原因,首先排除与妊娠相关的问题,排除妊娠和一系列情况之后,再考虑是否为围绝经期女性的一个过渡时期。因此,对于围绝经期女性而言,只要有性生活,还是要做好避孕措施,以免意外怀孕。

（陈儒新　陈艳　侯艳梅　李玉娥　张亚杰）

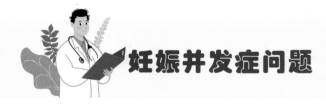

妊娠并发症问题

1.无痛人流真的轻松无害吗?

不是的。与普通人流相比,无痛人流只是多了一个全身麻醉而已,与其他负压吸引的手术操作并没有什么差别。因此,对患者而言,无痛人流减少了疼痛创伤;对生殖系统的损伤而言,无痛人流并不会比普通人流更小,而且无痛人流还面临着麻醉带来的一些风险。

2.反复性流产有哪些常见原因?

反复性流产又称"复发性流产",目前认为,复发性流产病因十分复杂,主要包括遗传因素、解剖因素、内分泌因素、感染因素、个体免疫性因素、血栓前状态、意外伤害、多次人流史以及其他因素,如所处的生活环境因素以及女性自身有抽烟、喝酒、吸毒等习惯也会导致复发性流产发生。不同的孕周,其病因有所不同,12周以内复发性流产的常见原因主要有内分泌异常、血栓前状态、遗传因素、生殖免疫功能紊乱。12～28周以内复发性流产的常见原因主要有感染、血栓前状态、胎儿严重的先天性异常或母体子宫解剖结构异常、羊水或胎盘异常等。

3.如何预防和治疗反复流产?

首先要查明相关原因,然后针对病因进行相应的治疗,在病因不清楚的情况下,要暂时做好避孕措施,暂缓怀孕。可从以下几个方面进行排除:①做遗传学和免疫学检查。②流产后三个月内避孕。③明确致病因素进行治疗。④提高身体免疫力。⑤进行系统的身体评估。

4.有多次胚胎停育史,备孕需要做哪些检查?

根据胎停发生的孕周查找相应的原因,主要有:

（1）染色体检查：流产后建议夫妇双方进行染色体检查，了解是否有染色体问题，如果有染色体问题，要进行进一步跟进检查，避免下次妊娠时再出现胚胎停育。

（2）精液检查：需检查精液量、精液液化时间、精子计数、精子形态、精子活动力等情况。评价男性生育能力，如果精液有问题，建议进行处理。

（3）女性检查：可做 B 超、宫腔镜、子宫造影、三维成像等，检查子宫有无畸形。判断有无子宫器质性疾病，如子宫肌瘤、子宫内膜息肉等。检查卵巢功能，了解卵泡是否有问题，若存在小卵泡排卵，应及时治疗。

如果上述三项检查无异常，女性可能还需要进行甲状腺功能检查、TORCH 检查（孕前病原体检查）、抗磷脂综合征筛查以及血栓前状态等多项检查，明确导致胎停的原因。

5.什么样的情况适合药物流产呢？

适合药物流产的情况主要有以下几种：

（1）停经 49 天之内的受孕者，经 B 超检查排除宫外孕，属于正常宫内妊娠，年龄在 20～34 岁。

（2）身体状况良好，无禁忌证，包括但不针对如肝肾功能不全、慢性疾病、良恶性肿瘤、心脏病、胃肠功能紊乱、血液病、血栓性疾病、高血压、贫血、青光眼、哮喘、过敏体质、内分泌疾病、肝肾功能异常等，具体需要由医生判断。

（3）未带功能节育器，6 个月内未进行糖皮质激素治疗，且平时不吸烟或吸烟少，以及不嗜酒的人群。

（4）不适合进行负压吸宫术的人群，包括：既往有子宫穿孔史；盆腔、脊柱肢体畸形，无法行膀胱截石位；有 3 次以上人工流产史或者 6 个月内进行过剖宫产、有人工流产史；甚至子宫位置畸形，如双子宫或残角子宫等情况。

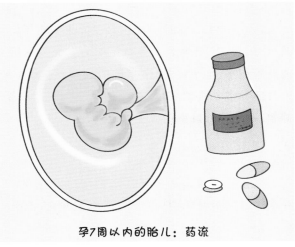

孕7周以内的胎儿：药流

6.什么样的情况适合人工流产呢?

人工流产术适合妊娠 10 周内自愿要求终止妊娠,无禁忌证的孕妇,或因某种疾病(包括遗传性疾病)不宜继续妊娠的女性。

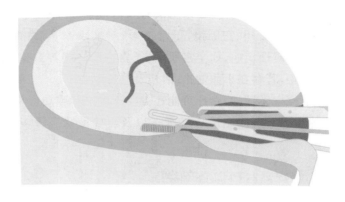

7.药物流产和人工流产是避孕措施吗?

流产只是对避孕失败而意外怀孕的一种补救措施,绝对不能作为一种避孕方法。

8.人工流产对身体有害吗?

人工流产虽然手术时间比较短,但是对身体有一定危害。手术当中可能会出现一系列的并发症,如子宫穿孔、人工流产综合征、吸宫不全、漏吸、术中出血、宫颈裂伤等。术后可能的并发症主要有子宫内膜损伤、子宫腔粘连、月经量减少、闭经,甚至永久丧失生育能力。如果术后并发感染,会导致慢性盆腔炎、输卵管积水、不孕症、慢性盆腔痛的症状,增加宫外孕的可能性,也有可能会导致月经异常。人工流产不是避孕方式,因此需要减少不必要的人工流产,做好避孕,避免意外妊娠的发生。

9.什么是生化妊娠?

生化妊娠也是一种异常妊娠,它是指精卵结合后形成了受精卵,但受精卵并未在宫腔着床和进一步发育成质量非常好的胚胎,这种情况会导致月经推迟。

10.为什么会发生胚胎停育？

早期胚胎停育流产多与染色体异常有关，晚期流产可能与子宫结构异常、外伤、全身性疾病（如严重的感染、贫血）等因素有关，还有一小部分是找不到原因的。

11.哪些原因会引起流产？

引起流产的原因主要有以下几种：①遗传因素：夫妇任何一方有染色体异常可传至子代，染色体异常的胚胎有50％～60％发生早期自然流产。②内分泌因素：甲状腺功能减退症、严重糖尿病未能控制、黄体功能不足等均可导致流产。③免疫因素。④解剖学因素。⑤环境学因素。

12.哪些原因可导致异位妊娠？

导致异位妊娠的常见原因主要有以下几种：

（1）输卵管问题：输卵管妊娠约占异位妊娠的95％，输卵管炎症或感染、输卵管发育不良、输卵管周围组织肿瘤、输卵管妊娠史、输卵管手术史、输卵管子宫内膜异位等。

（2）避孕失败：放置宫内节育器或口服紧急避孕药失败后，宫外孕的概率增大。

（3）其他风险因素：曾经进行体外受精等辅助生殖技术、吸烟、年龄大、有多个性伴侣、内分泌异常、精神紧张等都可能会导致宫外孕风险增高。

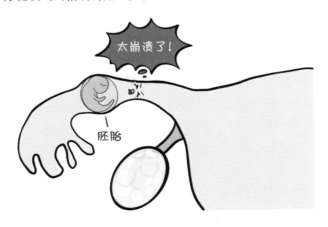

13.如何治疗异位妊娠?

异位妊娠是指受精卵在子宫腔以外的地方着床,俗称"宫外孕",包括输卵管、卵巢、剖宫产瘢痕处、子宫颈、子宫韧带、子宫残角、腹腔内等,都可能会发生妊娠,而最常见的是输卵管妊娠,约占 95%。异位妊娠的典型症状包括停经、腹痛与阴道流血。发生异位妊娠的位置不同,治疗方案也有所区别。

需要结合 B 超和实验室检查判断异位妊娠的部位、妊娠囊的大小、是否见胚芽、是否有胎心搏动、血 HCG 数值以及是否有妊娠囊破裂导致的腹痛及腹腔内出血等情况,经医生充分评估后选择治疗方案,包括随访观察、药物治疗和手术治疗。根据发生妊娠部位的不同,手术治疗包括患侧输卵管开窗取胚术或输卵管切除术、患侧卵巢部分或全部切除术、B 超监视下清宫术、宫颈管搔刮或吸刮术、宫腔镜下妊娠物清除术、剖腹取胎术,甚至切除子宫等。任何治疗方式都有可能使异位妊娠持续存在,或继发其他位置妊娠,且治愈后再次妊娠时异位妊娠的发病率相应增加。

因此,一旦诊断异位妊娠,须由专业医师评估、规范治疗,才能尽可能减少并发症以及远期不良妊娠的发生。

14.如何早知道患了异位妊娠?

异位妊娠的典型症状包括停经、腹痛与阴道流血。

它的临床表现与受精卵着床的部位、是否流产或破裂,以及出血量和时间等有关。但在早期,尚未发生流产或破裂时,常没有特殊的临床表现,主要靠辅助检查来帮助诊断:①血清 HCG 测定:除确定是否妊娠外,其数值有助于协助诊断。②超声检查:对于月经规律者,停经 35 日后宫腔内未探及妊娠囊,尤其宫腔外探及妊娠囊时,往往需要二者结合,对诊断帮助更大。而当出现腹痛等急腹症考虑腹腔内出血时,经阴道后穹窿穿刺抽出不凝血也是一种可靠的诊断方法。其他确诊方式还包括诊断性刮宫、腹腔镜检查等。

一旦出现停经,确诊怀孕,建议遵医嘱早期复查 B 超、血 HCG 等,及早发现异位妊娠,从而可减少或避免妊娠囊继续生长破裂造成大出血、手术,甚至危及生命等不良结局的发生。

(余江)

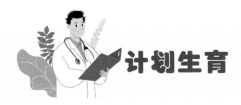

计划生育

1.用避孕药、避孕环久了会不会影响正常怀孕的能力?

(1)口服避孕药:主要分为短效避孕药、长效避孕药和紧急避孕药。随着激素避孕的发展,短效避孕药目前为复方短效避孕药,较以前避孕效果更好,不良反应也大大减少。而长效避孕药以及紧急避孕药孕激素含量大,不良反应多,紧急避孕药建议一年服用不超过 3 次。经常服用可能会导致月经失调、经量过多或过少、排卵功能障碍,甚至闭经,从而容易引起复发性流产,甚至造成不孕。口服避孕药除对怀孕有影响外,对人体代谢系统、心血管系统、凝血功能等均有一定影响,因此要采取合适、对机体损伤小的避孕措施,避免长期服用避孕药。

(2)避孕环:在宫腔内放置时间长,一般不会影响生育,但在取环时会对子宫内膜造成一定损伤,建议取环后恢复 2～3 个月再做备孕计划。同时需排除其他导致不孕的因素,包括输卵管堵塞、卵巢功能异常、子宫肌瘤、宫腔粘连等。

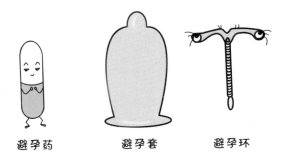

避孕药　　　　　避孕套　　　　避孕环

2.紧急避孕药需要在多长时间内服用?

口服紧急避孕药是在无保护性生活后避免妊娠的挽救措施,主要有雌孕激素复方制剂、单孕激素制剂、抗孕激素制剂。

(1)雌孕激素复方制剂:复方左炔诺孕酮片,无保护性生活 72 小时内即服 4

片,12 小时后再服 4 片。

（2）单孕激素制剂:左炔诺孕酮片,无保护性生活 72 小时内即服 1 片,12 小时后重复服 1 片,若正确使用,妊娠率仅 4%。

（3）抗孕激素制剂:米非司酮片,无保护性生活 120 小时内服 10 毫克即可,有效率达 85% 以上,妊娠率为 2%。

紧急避孕药通常作为补救措施,其孕激素含量大,不良反应多,建议一年服用不超过 3 次。

3.体外射精会导致怀孕吗?

体外射精本身不会导致怀孕,但男性在射精之前会分泌少量白色或透明色分泌物,其中会含有精子,因此即使没有在阴道内射精,这些分泌物中的精子也具备使卵子受精的能力,所以不能完全排除怀孕可能。

4."带环"后需要避孕吗?

"带环"也叫放置宫内节育器。避孕主要是控制生育的三个关键环节:①抑制精子与卵子产生。②阻止精子与卵子结合。③使子宫环境不利于受精或不适宜受精卵着床。大多数节育器主要抑制受精卵着床,活性宫内节育器还通过不同活性物质发挥作用。节育器放置成功后,术后第一年的第 1、第 3、第 6、第 12 个月及以后每年都需定期随访,以保证节育器有效直至停用,如出现节育器移位、脱落、放置期限已满而未及时更换等异常情况,都有可能发生妊娠,如有这类情况都需进一步做好避孕措施。但仍存在随访期间节育器未见异常而发生妊娠的情况,这种情况叫"带器妊娠",一旦确诊,需人工流产,同时取出节育器。

5.安全期避孕安全吗?

安全期避孕又称"自然避孕",是根据女性生殖生理的知识推测排卵日期,在月经周期中的易受孕期进行禁欲而达到避孕目的,包括日历表法、基础体温法、宫颈黏液观察法。日历表法适用于月经规律妇女,排卵通常发生在下次月经前 14 天左右,据此推算出排卵前后 4～5 天为易受孕期,其余视为安全期。基础体温的曲线变化与排卵时间的关系并不恒定,宫颈黏液观察需要经过培训才能掌握。因此,安全期避孕法并不十分可靠,不宜推广。

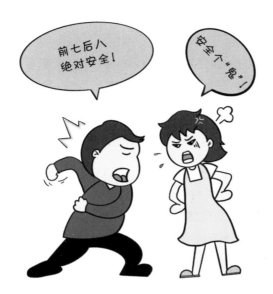

6.口服避孕药会导致肥胖吗?

早期研制的避孕药中雄激素活性强,个别女性服药后食欲亢进、体内合成代谢增加,造成体重增加,极少数还会出现面部淡褐色色素沉着。近年来,随着口服避孕药的不断发展,雄激素活性降低,孕激素活性增强,用药量小,不良反应也明显降低,而且能改善皮肤痤疮等情况。新一代口服避孕药屈螺酮炔雌醇片有抗盐皮质激素的作用,可减少雌激素引起的水钠潴留,使体重减轻。

7.人工流产后月经不规律,会影响下次受孕吗?

人工流产后月经不规律的原因主要包括:①子宫内膜损伤:人流手术存在一定创伤,尤其是子宫内膜和宫颈,术后远期存在宫腔粘连、宫颈粘连,会导致人流后月经量少、痛经甚至闭经现象。②术后感染:人流后不注意个人卫生或性生活过早,会引起妇科炎症,如阴道炎、子宫内膜炎,也会出现月经不规律的现象。③内分泌失调:部分女性经过人流后,心理压力增加,担心再次怀孕或流产后性腺功能不能及时恢复正常,而出现内分泌紊乱、月经不调现象。

不同病因对怀孕的影响程度不同。子宫内膜随月经周期变化而存在周期性变化,如损伤较浅则有恢复可能,但如果损伤较深,会降低怀孕概率。术后感染、内分泌失调者需及时于医院就诊治疗,避免影响再次受孕。

8.取环后多久可以备孕?

取环后常会出现不规则阴道流血的不良反应,主要表现为经量增多、经期延长或少量点滴状出血,一般 2～3 个月后逐渐恢复,月经恢复规律,排除炎症等妊娠禁忌后即可进行备孕。

9.想"带环",应该什么时候去医院呢?

"带环"也叫放置宫内节育器,放置的时机包括以下几点:①月经干净 3～7 天内无性生活。②人工流产后可立即放置。③产后 42 天恶露已干净,会阴伤口愈合,子宫恢复正常。④自然流产恢复 1 次月经后,药物流产恢复 2 次正常月经后。⑤哺乳期排除怀孕。⑥性交后 5 日内放置也是一种紧急避孕方法。

但以下情况不能放置:①已经妊娠或有妊娠可能。②生殖道急性炎症。③人工流产出血多,怀疑组织残留,有出血、潜在感染风险。④生殖器肿瘤。⑤生殖器畸形,如纵隔子宫、双子宫等。⑥宫颈口过松、重度陈旧性宫颈裂伤、子宫脱垂。⑦严重全身性疾病。⑧宫腔过小或过大。⑨近 3 个月内有月经失调、阴道不规则出血。⑩有铜过敏史。

放置成功后,术后第一年的第 1、第 3、第 6、第 12 个月及以后每年都需定期随访保证节育器有效直至停用。

10.现在是哺乳期,月经不规律,需要避孕吗,应该怎么避孕呢?

哺乳期月经不规律主要是因为该时期身体内分泌水平有变化,尤其是泌乳素水平较高,使内激素分泌轴不能正常工作,这是正常现象。但该时期可能随时排卵,只要有性生活但没有生育要求或有妊娠禁忌,都应采取避孕措施,首选避孕套避孕。

11.口服紧急避孕药后发现怀孕,孩子能要吗?

一般来说,口服紧急避孕药应用于早早孕阶段,即孕前 4 周。此阶段用药一般是"全或无"的关系,"全"指胚胎受不良刺激影响流产或停育,"无"指胚胎不受影响而正常发育。因此,如果胚胎发育正常,是可以继续妊娠的。

但即使没有任何不良刺激,新生儿发生缺陷的比例也可达 4%,如继续妊娠,孕期需定期产检,按时做产前筛查,一旦发现胚胎异常,及早干预。

12.流产后月经量少,正常吗?

流产后月经量少的原因包括:

(1)子宫内膜损伤:人流手术存在一定创伤,使子宫内膜变薄甚至基底层损伤,导致宫腔粘连、宫颈粘连,会导致人流后月经量少、痛经,甚至闭经。建议复查 B 超,如存在宫腔粘连,需及时治疗,包括药物治疗与宫腔镜手术治疗等。

(2)内分泌失调:部分女性经过人流后,卵巢功能受到一定波动或变化,导致月经周期或者体内激素水平也发生变化,出现经量减少。需完善女性激素检查,如果卵巢功能异常,需及时药物治疗。

(余江)

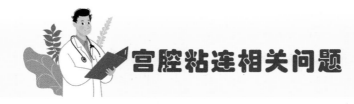

宫腔粘连相关问题

1.什么是宫腔粘连,宫腔粘连有哪些表现?

宫腔粘连是指子宫内膜损伤导致宫腔部分或完全闭塞,从而导致月经异常、不孕或反复流产等,是妇科常见、对生育功能有严重危害且治疗效果较差的宫腔疾病,严重影响女性的身心健康。

宫腔粘连的典型症状主要是月经的改变,如月经量少,甚至有闭经、痛经等症状。多数宫腔粘连常没有典型症状,有些患者因不孕或反复流产等原因,于就诊检查时发现。

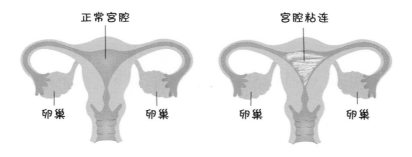

2.宫腔粘连有哪些危害?

宫腔粘连主要表现为对月经和生育的影响。对月经的影响表现为月经量减少、闭经、痛经等。对妊娠的影响表现为不孕,妊娠早期容易发生反复流产,妊娠晚期出现胎盘植入、早产及产后出血等。

3.造成宫腔粘连的原因是什么?

(1)流产、子宫内膜感染、医源性子宫内膜损伤等均可成为发生宫腔粘连的原因,具体包括:妊娠相关的流产、不全流产刮宫、胎盘残留、产后出血、剖宫产等。

(2)宫腔内手术操作：宫腔镜检查、子宫纵隔切开术后、宫颈活检或息肉摘除术、黏膜下子宫肌瘤切除术、取放环、放疗后并发感染、子宫动脉栓塞术后等。

(3)慢性子宫内膜炎也可导致宫腔粘连，最常见的为子宫内膜结核。

4.有哪些宫腔粘连的诊断方法？

(1)宫腔镜检查：可全面评估宫腔形态、子宫内膜分布及受损程度，是诊断宫腔粘连的"金标准"，可作为首选方法。

(2)子宫输卵管造影：可同时了解宫腔形态及输卵管通畅度，但有假阳性可能。

(3)经阴道超声检查：简单、无创，可多次重复实施，敏感性约为52%。

(4)宫腔声学造影：联合经阴道超声及宫腔内注射生理盐水进行观察，优于单纯经阴道超声检查。

(5)磁共振：可评估宫颈粘连时宫腔上部情况。

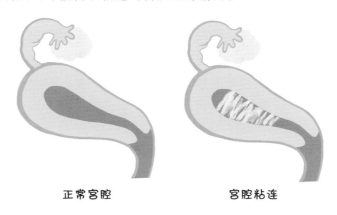

正常宫腔　　　　　　宫腔粘连

5.如何治疗宫腔粘连？

(1)对于无临床症状及无生育要求者，可以不处理。

(2)虽有月经少，但无生育要求、无痛经及宫腔积血症状者也可不处理。

(3)对于不孕、反复流产、月经过少且有生育要求的患者，宫腔粘连分离是首选的治疗方法。

宫腔粘连的治疗目的是恢复宫腔形态，治疗闭经、月经量少等相关症状，预防粘连复发，修复损伤内膜，恢复正常生育功能。

6.宫腔粘连有哪些手术方式？

宫腔镜下宫腔粘连分离术是"金标准"术式。在宫腔镜下的操作过程中,可使用剪刀、分离钳等非能量器械,也可使用针状电极、环状电极等能量器械等进行操作。

7.宫腔粘连的治疗时机是什么时候？

月经干净3～7天内是治疗的最佳时机。对于有生育要求的宫腔粘连患者,处理越及时,预后越好。

8.如何预防宫腔粘连？

对于宫腔粘连,主要针对病因进行预防:注意性生活卫生,避免炎症的发生;减少流产或刮宫等宫腔内操作;如需进行宫腔内手术操作,手术中需规范操作,避免发生损伤。

9.宫腔粘连术后如何预防再粘连？

宫腔粘连容易复发,因此,预防粘连复发是治疗成功的关键。

（1）放置宫内节育器:术后常规放置宫内节育器是广泛使用的有效预防粘连的方法,一般至少放置3个月。

（2）宫腔支撑球囊:充水球囊在宫腔内起屏障作用,可有效分离子宫前后、上下、左右侧壁,有效防止宫腔再粘连。球囊内注水≤5毫升,一般放置5～7天。

（3）生物胶类材料:如透明质酸钠,具有机械屏障作用,可减少宫腔粘连发生。

（4）促进子宫内膜修复的措施:雌孕激素周期治疗、血管扩张剂（阿司匹林）、生长激素、新鲜羊膜或冻干羊膜、仿生物电刺激治疗等。

（5）抗生素治疗。

对于中、重度粘连,术后应酌情采用联合预防措施。

（马迎春　姜良自　孙丙辉　周婷）

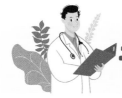

子宫腺肌病与子宫内膜异位症

1.子宫内膜异位症是种什么病,有哪些危害?

子宫内膜异位症简称"内异症",是指每个月随着月经脱落的子宫内膜组织在子宫以外的部位出现、生长、浸润,并会随着月经周期反复出血。由于无法像月经一样排出,子宫内膜在局部脱落、出血、聚集,继而会引发疼痛、结节或包块等。随着病程迁延,疼痛会逐渐加剧,还可能导致不孕,大约有一半的不孕症妇女合并内异症。内异症是导致痛经、不孕症和慢性盆腔痛的主要原因之一,对患者的身心健康都会造成巨大影响。

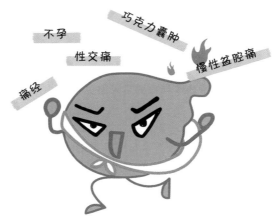

子宫内膜异位症常见症状

2.经期腹泻、便痛,有可能是什么疾病?

很多女性在月经来临前或月经期时会出现腹泻、呕吐,或总是有便意的不适感,这种情况大部分是由月经期间前列腺素分泌增加导致。该激素可以刺激子宫收缩,帮助子宫排出经血,但如果分泌过多,刺激太强,子宫就会发生异常的收缩,导致痛经。不仅如此,增多的前列腺素还会刺激胃肠道,造成胃肠道平滑肌过强收缩,出现肚子疼、呕吐和腹泻的表现。但如果同时伴有周期性的排便痛,特别是经期便血等不适,则需要高度怀疑子宫内膜异位症的可能。

3.子宫内膜异位症会发生在什么部位?

异位的子宫内膜可侵犯全身任何部位,其大部分病灶位于盆腔,尤其以卵巢、子宫直肠陷凹、宫骶韧带、盆腔腹膜等处最为常见,还可以出现在阴道、宫颈、输卵管、膀胱、直肠、阑尾等处,甚至在远离子宫的部位也偶有发生,如瘢痕内异症(腹壁切口及会阴切口)以及其他少见的远处内异症,如肺、胸膜、鼻腔等部位的内异症。

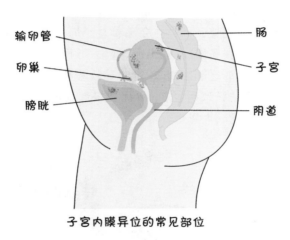

子宫内膜异位的常见部位

4.如何及早发现子宫内膜异位症?

医生主要通过患者的临床表现、妇科检查结果及影像学报告来综合评估患者是否患有子宫内膜异位症。子宫内膜异位症的早期发现主要根据患者的临床症状,一旦患者有如下症状,要及时就诊。例如,痛经、性交痛、不孕、慢性盆腔痛等。另外,当病变侵袭人体其他器官时,常有月经期间便秘、便痛、大便频繁,或尿频、尿痛等,很容易被患者误以为胃肠道或泌尿道疾病,因此大家一定要警惕子宫内膜异位症的发生。

对于内异症患者,妇科检查是很有必要的,有些女性患者十分抗拒妇科检查,其中一部分原因是医生会触碰到内异症痛性结节,此时患者痛感十分明显。经阴道超声检查是发现子宫内膜异位症最常用的方法,它主要针对有性生活的女性。无性生活的女性也可行经腹超声或经直肠超声检查。而盆腔 MRI 常用于评估累及肠、膀胱或输尿管的深部内异症患者。

5.子宫内膜异位症有哪些治疗方法?

子宫内膜异位症的治疗需要结合患者的年龄、生育需求、临床表现及症状特征等因素,综合考虑后给予个体化治疗,主要包括保守治疗和手术治疗。保守治疗包括口服避孕药、孕激素、雄激素类衍生物、促性腺激素释放激素受体激动剂等,手术治疗包括异位的内膜组织切除、卵巢囊肿剥除、卵巢切除等。

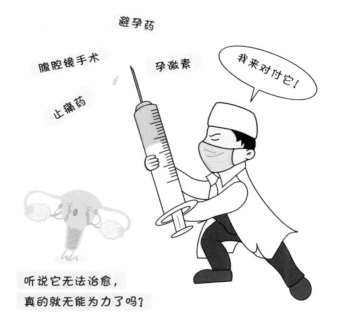

6.巧克力囊肿是什么? 有什么危害?

巧克力囊肿是指子宫内膜异位到卵巢,在每个月来月经时,异位内膜也会在卵巢内生长,发生周期性出血,从而形成单个或多个囊肿。由于卵巢内的内膜也会脱落、出血,且无法排出,陈旧的血液聚集在囊内形成了咖啡色黏稠的巧克力样液体,故俗称"巧克力囊肿"。巧克力囊肿常常会导致痛经、性交时疼痛和月经不调等症状。只要不绝经,巧克力囊肿就会长大,还会影响卵巢周围的组织器官,长大后的巧克力囊肿还有可能发生破裂,小的破口会进一步加重粘连,大的破口会引起剧烈腹痛。还有一种危害,虽然很罕见,但严重时可威胁患者生命,那就是恶变。因此,若发现巧克力囊肿,应高度重视,及时就诊,规范处理。

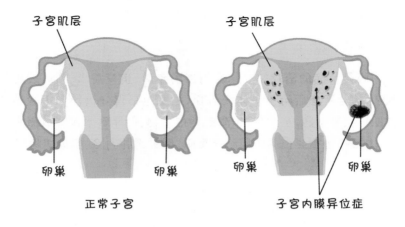

7.经期腹痛越来越重,且经量越来越多是怎么回事?

如果有逐渐加重的痛经和月经量增多,那就要高度怀疑是不是得了子宫腺肌病。子宫腺肌病是指原本位于宫腔的子宫内膜异位到了子宫肌层,形成局部或弥漫性病变,会导致子宫肌层越来越厚,增加子宫体积,进而导致子宫内膜面积增加。此外,子宫的收缩也会受到影响。因此,随着每次的月经来潮,痛经的症状会越来越严重,月经量也会越来越多。

8.子宫腺肌病导致严重痛经和经量过多,必须切子宫吗?

子宫腺肌病有多种治疗方式,根据患者需求和年龄等因素可以选择不同的治疗方案,不是必须要切除子宫。首先,可以尝试保守治疗,如口服短效避孕药、孕激素类药物,注射促性腺激素释放激素激动剂,宫内放置曼月乐等。其次,手术治疗也有相对保守的方式,如局部病灶切除。再者,还有子宫动脉栓塞、高强度聚焦超声、射频消融等更微创的治疗方式可供选择。但对于没有生育要求的患者来说,子宫切除术仍然是彻底治疗子宫腺肌病的办法。医生会根据每个人的个体情况和条件,选择最佳的治疗方案。

9.为什么需要警惕子宫内膜异位症引发的痛经?

子宫内膜异位症是妇科常见的慢性疾病之一,临床表现多种多样,其典型的临床症状之一为进行性加重的痛经。子宫内膜异位症虽然是一种良性病变,但不安分的子宫内膜却具有远处转移和种植的能力,还会影响到女性的生育能力,严重影响生活质量。因此,有上述不适的女性朋友,不要误以为是普通的痛经,一定要及时就诊,只有早发现才能早诊断、早治疗。

10.青春期子宫内膜异位症如何处理?

青少年内异症的主要问题是疼痛和卵巢囊肿,治疗目标主要是控制疼痛、保护生育、延缓进展和预防复发。对于青春期内异症患者,多采用药物治疗的方式,如应用复方避孕药或孕激素来控制症状。用药后需要定期随访观察,至少 6 个月随访一次,随访的内容包括疼痛控制的情况、有无药物不良反应、妇科超声检查,有卵巢囊肿者还应复查肿瘤标志物。

11.育龄期子宫内膜异位症如何处理?

对于育龄期患者来说,最令人困扰的症状是不孕。子宫内膜异位症合并不孕症的病因还不明确。对于肿物大于 4 厘米且合并不孕的育龄期患者,如果药物治疗无效,多建议采用手术治疗方案,并鼓励其在术后身体条件允许的情况下尽快生育。如果自然受孕不成功,还可以采用辅助生殖技术,如体外受精、人工授精等。内异症患者通过辅助生殖治疗后,妊娠率会明显提高。

12.围绝经期子宫内膜异位症如何处理?

围绝经期内异症患者最需关注的是与内异症相关的肿瘤,特别是警惕内异症恶变的风险,应积极治疗,需要手术时积极手术治疗。手术方式主要有患侧附件切除术或子宫及双侧附件切除术。建议围绝经期妇女每 3～6 个月复查一次,复查内容主要包括妇科检查、盆腔超声检查、卵巢肿瘤标志物(如 CA125、CA199)、卵巢功能等,以便能及时发现恶变。

13.子宫内膜异位症可以导致不孕吗?

子宫内膜异位症会导致不孕。内异症相关的不孕常常是多因素共同作用的结果。盆腔粘连,异位子宫内膜影响卵细胞发育、排卵及黄体功能,局部免疫和炎症反应等都会导致内异症患者生育能力下降。因此,对于内异症所导致的相关不孕,我们主张积极治疗,不宜等待。

14.子宫内膜异位症术后会复发吗?

即使做了手术,子宫内膜异位症也有很高的复发率,2 年内平均复发率为

20％,5年内平均复发率为50％。对于那些年纪轻、既往有内异症药物或手术治疗史、病情重、痛经严重、初次手术不彻底、深部子宫内膜异位症、术后未予药物巩固治疗、合并子宫腺肌病等情况的患者,术后更容易复发。

15.如何预防子宫内膜异位症的复发?

子宫内膜异位症是一种需要长期管理的疾病,科学规范的治疗策略可以有效降低该病的复发率。

(1)早发现、早诊断,尽早开始经验性药物治疗。

(2)对于需要手术的患者,规范手术时机,做到初次手术规范、彻底。

(3)术后要进行药物长期管理。

16.子宫内膜异位症会癌变吗?

子宫内膜异位症会发生癌变,但癌变率很低,约为1％,多数的内异症恶变发生在卵巢且常见于围绝经期及绝经后女性。

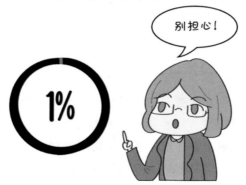

内异症的恶变率约为1％

17.子宫内膜异位症可预防吗?

子宫内膜异位症确切的病因和发病机制目前尚未研究明确,经血逆流可能导致内异症的发生,阻止或减少经血逆流可以减少腹膜内异症病灶形成。日常生活中,应避免月经期及月经前后几日同房,有痛经或月经过多者使用短效口服避孕药,手术操作中避免子宫内膜污染术野,都有助于内异症的预防。另外,对内异症早诊断、早治疗也有助于控制疾病进展。

(马迎春　姜良自　孙丙辉　周婷)

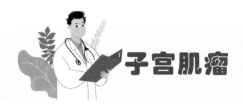

子宫肌瘤

1.什么是子宫肌瘤?

子宫肌瘤又称"子宫平滑肌瘤",是女性最常见的良性肿瘤,它是由于子宫平滑肌组织增生而形成的。根据肌瘤生长的部位,大致可分为黏膜下肌瘤、肌壁间肌瘤以及浆膜下肌瘤。一般认为,子宫肌瘤恶变概率<0.5%,因此得了子宫肌瘤不需要惊慌。

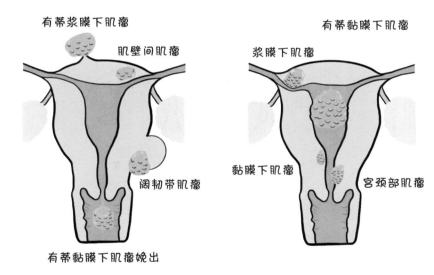

2.子宫肌瘤会影响月经吗?

我们可以把子宫比作一间屋子,月经来自屋内墙皮定期脱落,月经的多少受很多因素影响,其中一个因素就是屋内墙壁的面积。子宫肌瘤可以长在墙壁内(肌壁间肌瘤),可以挂在墙壁外(浆膜下肌瘤),也可以向房间内生长(黏膜下肌瘤)。子宫肌瘤可以大到像一个大苹果,也可以小到像一粒黄豆。无论它长在哪里或者长了几个,只要它使屋内墙壁的面积增大了,那就会导致月经增多。

3.得了子宫肌瘤有什么表现,怎么发现长肌瘤了?

肌瘤较小时常无明显症状,当子宫肌瘤体积较大时会引起临床症状,常见症状包括:月经量增多,经期延长,下腹部包块,白带增多,尿频、尿急、尿痛,下腹部坠胀不适、腰酸背痛等。建议定期查体,或出现以上症状时及时到医院就诊,完善妇科超声能够及时发现子宫肌瘤。

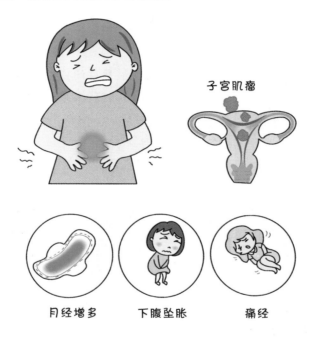

月经增多　　下腹坠胀　　痛经

4.子宫肌瘤能通过哪些检查方法检查出来?

常用的检查方法有超声检查或磁共振。超声检查一般能区分子宫肌瘤与其他盆腔肿块,对一些特殊部位子宫肌瘤识别度略差,可结合磁共振或宫腔镜检查等进行辅助诊断。磁共振能更准确判断肌瘤大小、数目和位置。对一些特殊部位的子宫肌瘤,还可以采用宫腔镜、腹腔镜、子宫输卵管造影等检查进一步明确。

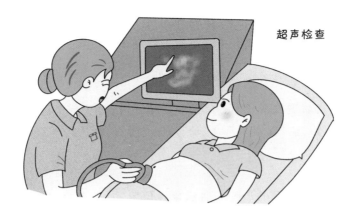

超声检查

5.得了子宫肌瘤一定要手术吗？还有哪些治疗方法？

子宫肌瘤的治疗应根据患者年龄、症状和有无生育要求，以及肌瘤类型、大小、数量等综合考虑。无明显症状的子宫肌瘤不需治疗，尤其是近绝经期的女性，3～6个月随访一次即可。子宫肌瘤的治疗方法有药物治疗及手术治疗。药物治疗适用于症状轻、近绝经年龄的妇女，以及身体状况稍差、不愿意做手术的女性。对于不愿手术或者不能耐受手术的患者，还可以采用其他治疗方法，如子宫动脉栓塞、高能聚焦超声等。

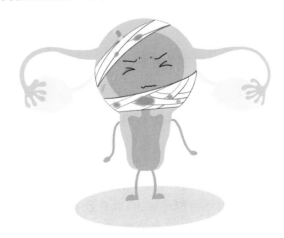

6.什么样的子宫肌瘤需要手术？子宫肌瘤有哪些手术方法？

当子宫肌瘤出现以下症状时，需要进行手术治疗：①肌瘤导致月经过多，继发贫血。②严重腹痛、性交痛或慢性腹痛，有肌瘤扭转可能。③肌瘤体积较大，压迫膀胱、直肠,出现尿频、尿急、尿痛等症状。④因肌瘤造成不孕或反复流产。⑤怀疑有肉瘤变。手术方式有子宫肌瘤剥除及子宫切除。

7.多发性子宫肌瘤必须切子宫吗?

多发性子宫肌瘤患者并不一定需要切除子宫,对于有生育需求或不愿切除子宫的女性,可以选择保留子宫,将子宫肌瘤挖除后再进行子宫成形术。

8.肌瘤手术后复发怎么办?

子宫肌瘤术后复发的治疗与肌瘤复发位置、大小有关,若复发子宫肌瘤直径在 2~3 厘米、无任何临床症状,可以不必处理,每年定期进行超声检查即可;若子宫肌瘤进行性增大,直径在 5~6 厘米,且合并月经量多等其他症状,需要再次进行手术治疗。

9.子宫肌瘤术后分娩是否必须要剖宫产?

子宫肌瘤术后分娩是否要进行剖宫产,需要根据子宫肌瘤的位置以及术后的恢复情况来决定。有相当一部分做过子宫肌瘤切除的患者是可以自然分娩的,当育龄期女性做了子宫肌瘤手术后,建议保留好原来的手术记录,以备怀孕后与产科医生进行沟通交流。如果经过评估后能够尝试自然分娩,在分娩过程中也需要密切观察病情变化。

10.孕前发现子宫肌瘤需要治疗吗?

虽然孕前的肌瘤可能没有明显症状,但肌瘤是否影响受孕与肌瘤类型和位置有关,因为有些位置的肌瘤会干扰子宫内膜的生理变化,影响子宫平滑肌收缩、精子和卵子的移动及受精卵着床。黏膜下肌瘤、肌壁间肌瘤、浆膜下肌瘤对妊娠的影响依次降低。对影响宫腔形态的肌壁间肌瘤、黏膜下肌瘤,建议行肌瘤切除;不孕症患者合并肌瘤直径>4 厘米、没有其他原因的反复着床失败可以考虑手术治疗。浆膜下肌瘤影响相对最小,如有盆腔压迫症状,肌瘤可能扭转,造成急腹症等症状,则建议先行肌瘤挖除后再妊娠。如肌瘤较小,不影响月经和受孕,则可以正常备孕。

11.怀孕了才查出有子宫肌瘤,有什么危害吗?

妊娠合并子宫肌瘤对妊娠期的危害与肌瘤的大小、类型有关,要具体情况具体分析。通常,体积不大的浆膜下与肌壁间肌瘤不会对怀孕造成太大的影响。然而,由于黏膜下肌瘤向子宫腔内生长,会对胎儿的生长空间造成阻碍,可能会引起胎儿宫内生长受限。妊娠合并子宫肌瘤患者的流产、胎先露异常、早产、前置胎盘、产后出血和剖宫产术的风险较无肌瘤正常孕妇增加。在晚期发生不良妊娠结局的风险高,要加强孕期监测。此外,妊娠期子宫肌瘤还有发生红色变性的风险,如果出现腹痛伴恶心、呕吐、发热的表证,需及时就医。在妊娠晚期需增加产前检查频率;也要放宽剖宫产指征,必要时及时终止妊娠,并积极预防产后出血的发生。

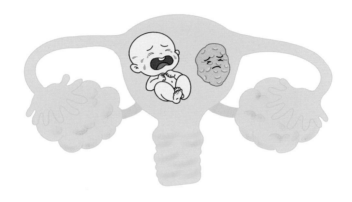

12.更年期子宫肌瘤导致月经淋漓不尽、少量多次出血怎么办?

首先,需要到医院进行检查,进一步排除生殖系统恶性疾病、血液系统疾病。当排除了其他系统疾病后,如果出血量较少,可以药物治疗观察,因为对于更年期的女性来说,绝经后肌瘤可萎缩,这些症状也会随之消失。每3～6个月随访复查一次,若出现其他症状,再考虑进一步治疗。

13.子宫肌瘤既然是良性的,是不是没有症状就可以不用管了?

绝大多数子宫肌瘤是良性的,但有0.4%～0.8%恶变概率,多见于绝经后子宫肌瘤伴腹痛和阴道出血的患者。因此,绝经后妇女肌瘤增大更应警惕恶变可能。因此,即使没有症状,也建议每3～6个月复查一次。

另外,怀孕期间存在子宫肌瘤红色变性可能,表现为剧烈腹痛伴恶心、呕吐、发热等。因此,孕前检查若发现子宫肌瘤,需咨询医生是否提前手术处理。

14.子宫肿瘤都是良性的吗,会不会遗传?

绝大多数子宫肌瘤都是良性的,但也有 0.4%~0.8% 的恶变率,且绝大多数是绝经后的妇女出现子宫肌瘤伴有疼痛和出血。子宫肌瘤不是遗传病,但 2%~50% 的子宫肌瘤存在细胞遗传学的异常,与染色体易位及染色体缺失有关。

15.什么是子宫肉瘤?

子宫肉瘤是一类来源于子宫内膜间质、结缔组织或平滑肌的子宫恶性肿瘤,约占所有女性生殖道恶性肿瘤的 1%,占子宫体恶性肿瘤的 3%~7%。

16.子宫肌瘤有哪些变性? 子宫肌瘤快速增大用不用管?

子宫肌瘤变性包括玻璃样变、囊性变、红色样变、肉瘤样变、钙化。如果子宫肌瘤在短期内快速增大,就需要及时就诊了,尤其是绝经后子宫肌瘤快速增长者,考虑存在肉瘤变的可能,需要积极去医院就诊。

17.子宫肌瘤与子宫肉瘤有哪些不同?

(1)子宫肉瘤是子宫恶性肿瘤,是一种少见的恶性肿瘤,在检查阶段有时很难判断,预后极差。子宫肌瘤则多数为良性肿瘤,极少数子宫肌瘤存在恶变(肉瘤变性)。

(2)子宫肉瘤比肌瘤生长速度快,并可向全身转移。

(3)子宫肉瘤通过一般的检查很难确诊。结合其症状和发展经过,通过 B 超、MRI、CT 扫描影像检查也许可以预测肉瘤,但是仍然不能确诊。只有将肿瘤组织放在显微镜下观察才能确诊。因此,它的发现几乎都是在术中或术后。

18.子宫肌瘤为什么还会伴发尿频、便秘,应该怎么办?

从解剖位置来说,子宫前方是膀胱,后方是直肠。所以子宫前壁下段肌瘤可压迫膀胱引起尿频,宫颈肌瘤可引起排尿困难、尿潴留,子宫后壁肌瘤压迫直肠可引起便秘等症状。阔韧带肌瘤或宫颈巨大肌瘤则可能向侧方发展,嵌入盆腔内,压迫输尿管使上泌尿道受阻,造成输尿管扩张甚至肾盂积水。若出现上述压迫症状,需要行手术治疗。

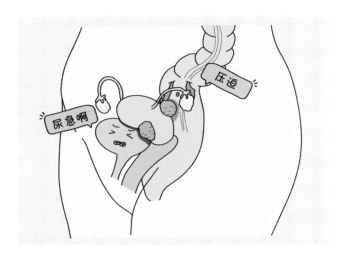

19.子宫肌瘤可以吃药吗？

子宫肌瘤可以吃药治疗,适用于症状轻、近绝经年龄或全身情况不宜手术者,或作为术前用药控制症状、使肌瘤缩小以利于手术,使经阴道或腹腔镜手术成为可能。药物治疗期间,需要定期随访,评估治疗效果。

20.中医能否治疗子宫肌瘤？

中医认为,子宫肌瘤是症瘕,中医辨证一共有七类,包括气虚血瘀、气滞血瘀、阴虚血瘀、阳虚血瘀、寒湿凝滞、湿热下注及痰瘀阻滞,可以采用中医中药对症治疗。

21.什么情况下不用担心子宫肌瘤？

子宫肌瘤体积较小,而且没有月经量增多、月经经期延长、尿频、大小便困难等症状,如果没有子宫肌瘤快速长大的情况,则不用担心,只需定期复查就好,密切关注增长情况。

22.巨大子宫肌瘤患者一直不做手术有哪些重要危害？

巨大子宫肌瘤患者一般会存在尿频、排尿、排便困难等,也有的月经量增多导致贫血,会明显影响生活质量。巨大子宫肌瘤因周围血液供应相对不足,存在变性可能,尤其需注意恶变可能。另外,肌瘤过大时,相应手术难度也会增大,原本采用微创手术就能处理的问题可能需要大刀阔斧的手术治疗,增加手术风险和术后并发症,也会增加治疗费用。

23.子宫肌瘤消融手术后还会复发吗?

有复发可能性。因为肌瘤的生长就像种子发芽,手术能处理的是已经发芽的种子,就是在彩超下可以看到的肌瘤,对于那些看不到的小肌瘤,就如同还没有发芽的种子,手术中看不见自然也就无法处理,所以有复发的可能性。

24.怎样预防子宫肌瘤复发?

因子宫肌瘤的病因目前仍不完全明确,所以暂无有效预防子宫肌瘤复发的方法。以下方法可能对预防子宫肌瘤复发有效:

(1)注意饮食:需要注意减少豆制品、蜂王浆类产品的大量摄入;远离保健品、补品,尤其是有些针对女性的补品可能含有雌激素,会刺激肌瘤生长,引起复发。

(2)规律生活:日常生活中应学会释放压力、调整心情。有证据显示,子宫肌瘤的生长与体重过重、月经不规律以及摄入过多甜食相关,应尽量避免以上原因。

(3)此外,有些疾病采用激素替代治疗,相应的药物含有雌激素,可能会刺激子宫肌瘤,使其快速生长,从而导致复发。

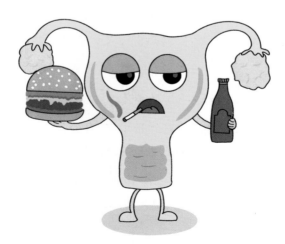

(徐静　丁梦楠　吴晨晨　郝长宏)

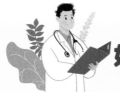

妊娠滋养细胞疾病

1.葡萄胎是怎么回事？

葡萄胎是因怀孕后胎盘绒毛滋养细胞增生、间质水肿，形成大小不一的水泡，形如葡萄，也称为"水泡状胎块"，是由异常受精卵发育而形成的。正常情况下，人类体细胞通常包含23对（46条）染色体，每对染色体中的一条来自父亲，另一条来自母亲。完全性葡萄胎的46条染色体全部来自父亲。部分性葡萄胎有69条染色体，多出的23条染色体也来自父亲。

葡萄胎最常见的症状有停经后阴道流血，其次有子宫异常增大（大于停经月份）、变软，妊娠呕吐（出现一般较正常怀孕早，症状严重且持续时间长），子痫前期征象（高血压、蛋白尿、水肿），甲状腺功能亢进，卵巢黄素化囊肿（常为双侧，常在葡萄胎清宫术后2～4个月自行消失）等。当出现这些症状时，需要尽快去医院就诊，以便早期发现。

串状水泡，像葡萄

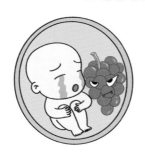

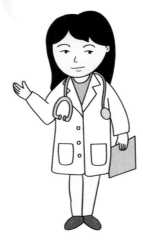

2.怎样区别妊娠呕吐和葡萄胎导致的呕吐？

葡萄胎呕吐一般较正常怀孕出现早，症状严重且持续时间长。

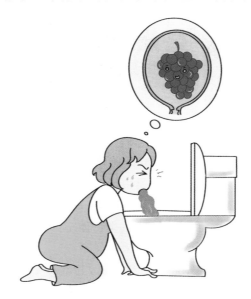

3.葡萄胎手术后怎么复查？查什么？

葡萄胎清宫后必须定期随访，以便及早发现滋养细胞肿瘤并及时处理，复查应包括以下内容：①定期测定 HCG，葡萄胎清宫后每周测一次，直至连续三次阴性，以后每个月一次，共 6 个月，然后再每 2 个月一次，共 6 个月，自第 1 次阴性后共计一年。②询问病史，包括月经情况，有无阴道流血、咳嗽、咯血等症状。③妇科检查，必要时可选择超声、X 线胸片或 CT 检查等。

4.患过葡萄胎还能怀孕吗？

还能怀孕，但葡萄胎患者随访期间应严格避孕最少 6 个月，若发生随访不足 6 个月的意外怀孕，只要 HCG 已经正常，也不需要考虑流产。怀孕后，应在怀孕早期做超声检查和 HCG 测定，以明确是否正常怀孕，产后也需随访 HCG 至正常。

5.葡萄胎清宫术后怎么避孕？

避孕方法可选用安全套或口服避孕药，不建议用宫内节育器，以免混淆子宫出血的原因或造成穿孔。

6.哪些葡萄胎患者需要化疗？

一般不推荐对葡萄胎进行预防性化疗。预防性化疗仅适用于有高危因素和随访困难的完全性葡萄胎患者,需要医生对患者的病情进行充分评估后才能确定是否需要化疗,但化疗不是常规操作,部分性葡萄胎不做预防性化疗。

7.葡萄胎有哪些高危因素？

(1)营养状况与社会经济因素是可能的高危因素之一,饮食中缺乏维生素A及其前体胡萝卜素和动物脂肪者,发生葡萄胎的概率显著增大。

(2)年龄是另一高危因素,大于 35 岁和 40 岁妇女的葡萄胎发生率分别是年轻妇女的 2 倍和 7.5 倍,而大于 50 岁的妇女妊娠,约 1/3 可能发生葡萄胎。小于 20 岁妇女的葡萄胎发生率也显著升高。

(3)既往葡萄胎病史也是高危因素,有过一次或两次葡萄胎妊娠者,再次发生率分别为 1％和 15％～20％。

(4)流产和不孕史也可能是高危因素。

(郝长宏)

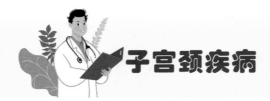

子宫颈疾病

1.宫颈癌的病因是什么？

宫颈癌的主要病因是持续 HPV 感染,其中可以分为高危型和低危型两大类型,高危型 HPV 持续感染,有可能使病毒嵌合到宫颈细胞内,而导致宫颈细胞 DNA 改变,进一步导致宫颈癌发生。例如,HPV16、HPV18 这两种极高危类型的病毒可以诱发 70% 以上宫颈癌的发生。高危因素也有可能会导致宫颈癌高发,如多个性伴侣,初次性生活的时间过早(小于 16 岁),年龄小于 16 岁,分娩年龄小或分娩次数过多都有可能增加宫颈癌的发生概率。目前,有研究证明,大量吸烟也是导致宫颈癌高发的原因之一。

2.HPV 是什么？

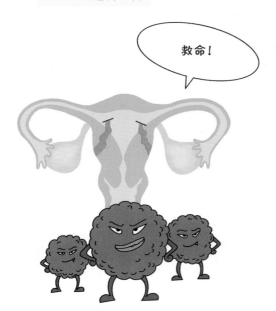

HPV 又称"人乳头瘤病毒",能导致人体皮肤黏膜的鳞状上皮增殖,感染 HPV 后临床表现多样,包括各种皮肤疣,皮肤、黏膜上皮细胞瘤,上皮细胞癌。HPV有很多亚型,根据 HPV 的致病性和致癌风险,可分为高危型和低危型。低危型常可引起皮肤或黏膜表面的良性病变、皮肤良性表现,如皮肤表面的寻常疣、扁平疣等,最典型的黏膜良性病变是出现在生殖器的尖锐湿疣。高危型的持续感染则会导致宫颈癌、口咽癌、肛门癌等 HPV 相关癌的发生。

3.HPV 是怎样传染的?

抵抗力和免疫力低下的人容易感染 HPV,另外,性生活过于频繁的人也很容易感染,因此这些人群要注意有意识地提高抵抗力,这样才能减少感染风险。

HPV 的感染,主要有以下几个途径:

(1)性接触传播:此传染途径占 HPV 感染的 80%~95%,尤其是无固定性伴侣、有高危性行为者。

(2)亲密接触传播:包括接吻及触摸等。

(3)间接传播:如手或外阴部接触被 HPV 感染的衣物,也可引起感染。间接传播主要通过坐便器、内裤、浴巾、浴盆、游泳池或者便后没有洗手等引起感染,但此种感染传播概率较低。

4.感染了 HPV 是不是就会得宫颈癌?

不是的。宫颈癌是由高危型 HPV 持续性感染导致的,但 HPV 感染并不一定会导致宫颈癌。任何 HPV 感染必须和机体细胞相结合才会导致癌变,如果仅表面短暂性感染,而没有引起细胞突变,则不会造成宫颈癌。

5.如何预防宫颈癌?

(1)首先要识别宫颈癌早期症状,最常见的是接触性出血,即性生活后或妇科查体后因接触宫颈而出现出血。早期出血量少,晚期病灶较大,表现为大量出血,也有年轻患者可表现为经期延长、周期缩短、经量增大等。其次是阴道排液增多,分泌物为白色或血性,稀薄如水样或米泔水状,有腥臭味。晚期因继发感染而有大量脓性或米汤样恶臭白带。

(2)绝经期妇女如有再次出血或性生活后出血,应警惕生殖道癌的可能,积极做好宫颈癌筛查工作。

(3)提倡晚婚、少育,如男方有包皮过长等问题,要尽早诊治,避免诱发女性宫颈癌,而且性生活要适度,性伴侣过多、性生活过频都会诱发宫颈癌。

(4)防治息肉、湿性疣和白斑等宫颈炎性疾病。

(5)避免吸烟,因为吸烟可增加浸润性宫颈癌,尤其是鳞状细胞癌的发生率。同时,长时间吸烟可削弱机体的保护机制。

6.宫颈癌筛查检查什么,应该多久做一次?

(1)目前,较常用的宫颈癌筛查是液基细胞学检查(TCT)和人乳头瘤病毒(HPV)检测。

(2)宫颈癌筛查频率与检查的方法有关,若是可靠的细胞学检查,每年检查一次即可,但前提是细胞学筛查可靠,因此需前往正规医疗机构进行检查,以避免假阴性结果。如果两项联合筛查为阴性,则每3年检查一次。如果出现同房后出血或接触性出血,应及时就诊。

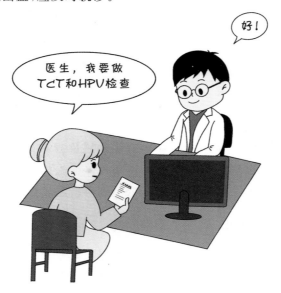

7.宫颈癌有哪些症状?

(1)接触性出血:接触性出血虽然是宫颈癌的最早症状,但并非宫颈癌的唯一症状,因为它也常见于宫颈炎症等良性疾病。如果癌细胞侵袭到大血管引起大出血,也会导致严重出血。年轻患者也可表现为月经期延长、经量增多、月经淋漓不尽等。

(2)阴道排液:多数患者有阴道排液,为白色或血性、稀薄水样,也有像淘米水样、淡红色,伴有感染、腥臭味。

(3)癌灶累及周围组织和出现继发性症状:侵犯膀胱会导致尿频、尿急,刺激直肠可导致便秘、腹泻,严重的转移和压迫症状会导致下肢肿痛。如果压迫到输尿管,会导致肾盂积水,晚期严重患者还会出现消瘦、恶病质的症状。

8.除了手术,还有其他治疗宫颈上皮内病变的方法吗?

宫颈上皮内瘤变的治疗选择主要取决于病变级别及范围、年龄和对生育的要求等。除了手术外,还可根据病情选择保守治疗和药物治疗,具体包括:

(1)保守治疗:常用方法有电烙、电凝、冷冻、冷凝、激光等,主要适用于宫颈上皮内瘤变Ⅰ级的患者,治疗范围则根据病变的大小决定。

(2)药物治疗:①免疫调节剂,如人重组 γ-干扰素、β-干扰素,主要治疗 HPV 感染导致的宫颈尖锐湿疣、宫颈上皮内瘤变合并人乳头瘤病毒感染等。②重组病毒疫苗,对人乳头瘤病毒感染细胞产生特意性细胞毒作用,从而消除人乳头瘤病毒感染和宫颈上皮内瘤变。③抗炎药物,通过消除生殖道原虫、霉菌和微生物来治疗与宫颈上皮内瘤变有关的炎症和人乳头瘤病毒感染等。

9.有哪些预防宫颈癌的疫苗?

宫颈癌为外因致病的癌症,与 HPV 感染相关。由于 HPV 存在多种亚型,同样存在多种抗癌疫苗。HPV 疫苗可以预防宫颈癌,目前上市的疫苗主要包括二价疫苗、四价疫苗和九价疫苗,预防接种的年龄要求不同,具体如下:

(1)二价疫苗:主要用于预防 HPV16、HPV18 亚型感染,HPV16、HPV18 亚型与宫颈癌发生较为密切,致癌性较强,建议 9～45 岁接种。

(2)四价疫苗:可预防 HPV16、HPV18、HPV6、HPV11 四种亚型感染,其中 HPV6、HPV11 亚型与尖锐湿疣相关,因此还有预防尖锐湿疣的作用,建议 9～45 岁接种。

(3)九价疫苗:除预防 HPV16、HPV18、HPV6、HPV11 亚型外,还可以预防 HPV31、HPV33、HPV45、HPV52、HPV58 五种 HPV 亚型感染,因此九价疫苗覆盖较为广泛,建议 9～45 岁接种。

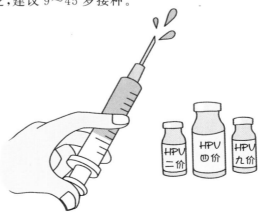

10.什么样的人群适合接种疫苗?

HPV 疫苗接种适合人群如下:

(1)对于一般人群来说,我国专家共识优先推荐 9～26 岁女性接种 HPV 疫苗,特别是 17 岁之前的女性,同时推荐 27～45 岁有条件的女性也接种 HPV 疫苗(接种之前无须常规行细胞学及 HPV 检测)。

(2)男性也可接种 HPV 疫苗,可在一定程度上预防肛管癌、口腔癌的发生。

(3)哺乳期妇女可以接种 HPV 疫苗,对婴儿无明显影响。

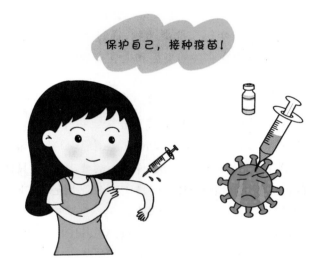

11.打了 HPV 疫苗是不是就安全了,还需要做宫颈癌筛查吗?

打了 HPV 疫苗也需要做宫颈癌筛查,接种 HPV 疫苗可以降低罹患宫颈癌的概率,但并不能完全预防宫颈癌。HPV 是个大家族,有多种类别,而 HPV 疫苗并不能覆盖全部病毒。目前的二价疫苗和四价疫苗主要针对 HPV16 和 HPV18 两种高危型别,只能预防 70％～80％的宫颈癌,九价疫苗也只能预防 90％左右的宫颈癌。并且,疫苗对大年龄段女性的保护效力低于小年龄段。因此,接种 HPV 疫苗后,还是要定期做宫颈癌筛查。

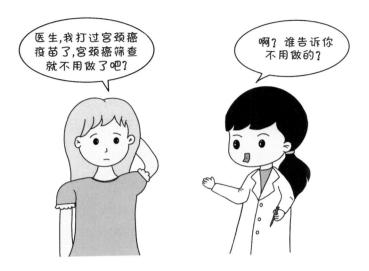

12.男士要不要打 HPV 疫苗?

需要。HPV 不仅会引起宫颈癌的发生,还会导致部分口咽癌、阴茎癌、肛门癌等,此类癌症被称为 HPV 相关癌症。美国有项研究表明,超过 40% 的 HPV 相关癌症发生于男性,因此,对于年龄超过 26 岁、有男男性行为或免疫功能低下者(包括艾滋病病毒感染者),之前没有接种或者没有完成 3 剂次系列 HPV 疫苗接种的男性也应该接种。

13.HPV 疫苗是否会导致不孕?

HPV 疫苗是不会导致不孕的,注射 HPV 疫苗可能会诱发机体产生一些不良反应,如身上起皮疹或者红斑,一般情况都不严重,但是不会引起不孕。

14.没有性生活也要打 HPV 疫苗吗?

需要。HPV 疫苗可以预防某些 HPV 的初次感染,如果已经感染了 HPV,可以预防发生更深层次的病变,对于治疗后的宫颈病变,可以预防复发。没有性生活之前打最好,早打早受益。

15.曾有过 HPV 阳性,转阴后接种有效吗?

曾经有过 HPV 检测阳性结果,但一段时间后转阴,这种情况称为一过性 HPV 感染,转阴后接种疫苗同样有效。

16.宫颈 HPV 感染,同房带安全套可以避免交叉感染吗?

通常情况下,用安全套可以预防 HPV 感染,HPV 的主要传播途径是性接触传播。安全套可以达到预防 HPV 感染的目的,同时,用安全套还可以预防支原体、衣原体、淋菌等其他性接触传染类疾病,甚至对人类免疫缺陷病毒(HIV)的感染也有一定预防作用。在性生活的过程中,应全程正确使用安全套,才能达到有效预防。

17.现在已经有宫颈 HPV 感染,可以打疫苗吗?

即使已经感染 HPV,也可注射 HPV 疫苗。HPV 疫苗是预防性的疫苗,不是治疗性的疫苗,因此,已经感染 HPV 后,无论检测结果是否转阴,再注射疫苗的效果会下降,但仍然有效。

注射疫苗后,只能预防没有感染过的 HPV 型别,不能预防已经感染的 HPV 型别,如感染 HPV18 再去接种 HPV 疫苗,HPV 疫苗对于 HPV18 无用,但对于未感染的其他型别,如 HPV16,该 HPV 疫苗仍然有用。

18.HPV 疫苗价数越高越好吗?

价数越高,代表可预防的 HPV 种类越多,保护也就越全面。虽然二价只针对 16 型和 18 型病毒的感染,但目前研究表明,70%宫颈癌的发生与这两种病毒有关。针对宫颈癌的预防作用,二价 HPV 疫苗提供的保护作用丝毫不逊色于四价、九价疫苗。因此,建议尽早接种 HPV 疫苗,尽早得到保护,不要盲目等待或追求价数。

19.HPV 疫苗的临床意义是什么?

HPV 疫苗能够预防疫苗所包含的高危型 HPV 感染。例如,二价疫苗能够预防 16 型和 18 型病毒的感染。更进一步来说:①能够预防宫颈癌的发生:因为 90%以上宫颈癌的发生与高危型人乳头状瘤病毒的感染有关,阻断感染 HPV 的途径,就在一定程度上阻断了宫颈癌的发生。②能够预防患者出现生殖器疣感染,如四价、九价疫苗所针对的型别比较多,注射这些疫苗能在很大程度上预防尖锐湿疣的感染。

20.宫颈癌的早期诊断方法有哪些？

宫颈癌早期的诊断方法有以下几种：①宫颈细胞学检查：现在一般都采用TCT检查。②HPV检查：一般，如果检查结果为阳性，提示存在HPV感染。③根据HPV和TCT联合筛查的结果，必要时需要进行阴道镜检查，镜下评估宫颈是不是有病变，如果阴道镜下存在可疑病变，需进一步活检，根据活检病理结果，决定是否需要进一步行宫颈手术治疗。

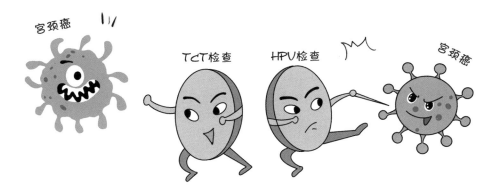

21.HPV感染性病需要伴侣同治吗？

这要看是不是夫妻双方都感染了HPV，如果夫妻双方都感染了HPV，就需要一起治疗。如果只有女性一方感染HPV，男性是不需要治疗的。但如果女性感染了HPV，为了保险起见，必要时需到医院做细胞学检查来确定有没有细胞学病变。如果仅仅是HPV阳性，而没有引起细胞学病变，大多数HPV可以自行消除或通过药物治疗等方式清除。

22.怎样预防HPV感染？

(1)避免不洁性生活：婚外性行为、多个性伴侣是导致宫颈感染HPV的主要高危因素，HPV可以通过性交传播。因此，杜绝不良性行为就可以在很大程度上预防HPV感染。此外，在进行性生活时，一定要用避孕套进行防护。

(2)保持个人卫生清洁：生活中一定要保持个人卫生清洁，需要在性生活前后对生殖器部位进行清洗，勤换内衣、内裤，内衣、内裤一人一盆单独清洗。

(3)避免间接感染：在生活中注意个人卫生，不要穿别人的内衣、泳装，不要使用别人的浴盆，在泳池、澡堂等公共场合，一定要避免皮肤直接接触外界，防止间接感染。

（4）增强自身免疫力：由于 HPV 只能靠自身的免疫力杀灭，因此想要预防感染，就必须提高免疫力。平时要多注意锻炼身体，作息规律，健康饮食。

23.感染了 HPV 怎么办?

（1）无任何症状以及细胞学没有异常的单纯感染需要定期复查，通过提高自身的免疫力将病毒清除。

（2）若感染病毒后长了疣（尖锐湿疣、寻常疣、扁平疣、跖疣等），需要去除疣体治疗，当然也要根据具体情况决定具体治疗方法。

（3）若女性宫颈筛查发现感染了 HPV，需要做宫颈的全面检查。根据检查情况，有问题时需要到正规的妇科门诊接受检查与治疗，没问题者定期复查就可以。

24.感染了 HPV 可以怀孕吗?

感染 HPV 后是否可以怀孕需根据 HPV 亚型、宫颈局部病变程度、HPV 感染持续时间来综合判断，具体如下：

（1）低危：如果宫颈没有癌前病变和宫颈癌，感染 2 年内通常可以怀孕。而且，无论是高危型还是低危型 HPV，通常不会通过胎盘以及胎膜组织感染到宫内的宝宝。因此，感染 HPV 可以怀孕。在人体免疫功能健全的情况下，通常感染在 1 年内会自然转愈，自然转愈概率超过 90%，而且 HPV 感染很少上行入宫腔，在严密监测下可以怀孕，在怀孕期间要严密观察 HPV 的滴度，以及宫颈的细胞学变化。

（2）高危：高危型人乳头状瘤病毒感染且持续 2 年以上，伴有宫颈上皮不同程度的内瘤样变，这时需要在阴道镜检查下取材活检，明确疾病程度，做宫颈疾病的治疗，等宫颈疾病完全治愈后再怀孕。

25.低危型 HPV 和高危型 HPV 有什么区别?

低危型 HPV 和高危型 HPV 的主要区别在于诱发的病变不同。高危型 HPV 一般引起宫颈上皮内瘤样变和宫颈癌，最常见的是 HPV16、HPV18、HPV52。低危型 HPV 常常引起尖锐湿疣，一般是 HPV6 和 HPV11。

对于感染单纯低危型 HPV 的女性，可能会引起尖锐湿疣，一般不会导致宫颈癌或宫颈上皮内瘤样变，而对于单纯高危型 HPV 持续感染的女性，通常不会导致尖锐湿疣,可能会引起宫颈上皮内瘤样变及宫颈癌。

26."宫颈糜烂"与 HPV 感染有关吗?

"宫颈糜烂"是不准确的用词,指由于激素水平或炎症等因素刺激,宫颈表面的鳞状上皮区域被柱状上皮取代之后,外观呈现糜烂表现。一部分"宫颈糜烂"是由 HPV 感染所致,可能会发展为宫颈上皮内瘤样病变,甚至早期宫颈癌。但是从 HPV 感染到发展为宫颈癌,一般需要 10～20 年的时间。因此,只要做好宫颈癌筛查,基本都可以在早期查出宫颈癌。建议 21～30 岁,每年做一次 TCT,30～65 岁,每三到五年做一次 TCT 联合 HPV 检测。65 岁以上,如果既往没有宫颈病变的高危因素,可以停止检测。"宫颈糜烂"除了由 HPV 感染所致,还有可能由激素水平变化、病原体感染所导致。

27.到什么机构预约 HPV 疫苗?

HPV 疫苗可以在当地疾病预防控制中心及社区卫生服务中心(预防接种中心)预约注射,个别私人医院也可以注射。

28.注射宫颈癌疫苗有哪些注意事项?

(1)注射后 1 周内不要抽烟、喝酒,在饮食上要忌酸、辣、刺激性食物。

(2)如果有性生活,一定做好避孕措施。

(3)注射完之后一定多休息,避免重体力劳动并保持良好的睡眠,注意情绪调节。

(4)注射疫苗之后,24 小时之内局部不要碰水,以免引起感染。

(5)接种疫苗以后,一定要定期做宫颈癌筛查。

(6)注射疫苗后,有人会出现类似于感冒的症状,如头晕、呕吐、胃胀,若情况轻微则不用处理,一般 2～3 天会自愈。

29.接种 HPV 疫苗会有哪些不良反应?

所有的药物,包括 HPV 疫苗,都有不良反应,但不会发生在所有人身上。HPV 疫苗接种后的反应与其他疫苗差不多,最常见的不良反应就是疼痛,注射部位红肿,出现的概率为 1/5～1/4,不过都是暂时性的,是免疫系统在做出反应的表现。对于这些症状,可以冷敷,必要时也可以服用对乙酰氨基酚止痛。更严重的不良反应如过敏反应则非常罕见,大概有百万分之三的概率,与其他用于儿童和青少年的疫苗出现过敏反应的概率差不多。过敏通常发生在注射后的 10 分钟内,通常是因为对疫苗中的某种成分过敏。

30.注射 HPV 疫苗后多久能怀孕?

建议打完 HPV 疫苗 3～6 个月后再怀孕。宫颈癌是危害女性的恶性肿瘤之一,此病的患病率和死亡率都很高。目前,HPV 疫苗是较为推荐的预防宫颈癌的方法。

31.什么年龄就应该开始进行宫颈癌筛查?什么年龄结束?

通常,女性在有性生活后才可以开始宫颈癌筛查,相关指南建议女性 21 岁后再开始进行宫颈癌筛查,至少筛查至 65 岁。如果存在宫颈癌前病变甚至宫颈癌,65 岁之后也要持续筛查。

32.月经第几天适合进行宫颈癌筛查?

宫颈癌筛查在月经干净以后才可以做,只要避开经期就可以,此时的分泌物会比较少,取标本的满意度会增加。至于是在月经后的第几天,没有特殊的要求,应注意筛查前 24 小时内避免同房,检查前 24～48 小时内不要冲洗阴道或使用阴道栓剂,也不要做阴道内诊。

33.在接种 HPV 疫苗前需要做哪些准备工作?有没有必须要做的检查?

在接种 HPV 疫苗前一般不需要做特殊的检查。有的医生建议接种前筛查 TCT 和 HPV,如果没有性生活,不能做 HPV 和 TCT 筛查,即使有性生活,HPV 和 TCT 筛查也不会影响到疫苗的注射。也就是说,即使发现有 HPV 高危型阳性感染,仍然可以注射 HPV 疫苗。一般不推荐孕妇接种 HPV 疫苗,因此对于有性生活且没有进行避孕的女性,建议做早孕检测以排除怀孕。如果准备怀孕或者已经怀孕,建议推迟或暂时中断接种程序,等孕期结束以后再接种。

34.HPV 疫苗可以和其他疫苗一起打吗?

根据疫苗接种的基本原则,基于安全考虑,不建议在接种 HPV 疫苗的同时接种其他疫苗。

35.宫颈癌筛查的"三阶梯"是什么?

宫颈癌筛查三阶梯技术是筛查、诊治、管理宫颈癌的基本原则:①TCT 检查和 HPV 检查。②阴道镜检查:在可疑部位进行定位活检,以提高宫颈疾病的确诊率。③病理学检查:一般是在阴道镜下进行,用活检钳在宫颈外口鳞柱交界处取材,病理学诊断是宫颈癌确诊的最终标准。

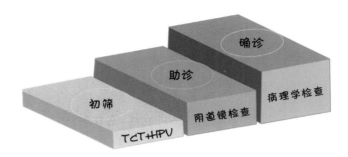

36.阴道镜有什么用处?

阴道镜利用显微镜观察子宫颈上皮以及血管的变化,诊断是否有不正常的宫颈病变,同时判断病变的严重程度。通常,在检查宫颈 TCT 和 HPV 有异常时,会做阴道镜的检查。并且,在阴道镜显微的放大作用下,在可疑部位进行活检,可以得到精确的诊断,并作为以后治疗的依据。在阴道镜下对可疑部位进行定位活检,可以提高宫颈疾病和生殖器病变诊断的准确率,对于宫颈疾病的三阶梯检查,阴道镜检查是其中非常重要的一个环节。在阴道镜检查之前不能有性生活。同时,阴道放药后需要停药 3 天以上才能进行检查,在阴道镜检查之前还需要行白带常规检查,排除生殖系统炎症。

37.HPV 疫苗是否会造成女性受孕后生下缺陷儿童?

目前,没有 HPV 疫苗致畸的确切报道,因此目前认为 HPV 疫苗没有致畸作用,如果接种 HPV 疫苗后短时间内发生妊娠,一般可以继续妊娠,不必考虑 HPV 疫苗的致畸作用或者对新生儿、胎儿有什么特殊影响。如果未完成接种程序已经妊娠,可以暂停接种程序,待妊娠结束之后继续接种,也不明显影响 HPV 疫苗的疗效。

38.有固定性伴侣就不会有感染 HPV 的风险了吧？

固定性伴侣人群感染 HPV 的概率相对较小，但仍有可能感染。因为高危型 HPV 持续感染为宫颈癌发生的原因，除了经性生活这一主要传播途径外，与已感染的人群共用浴巾、马桶等也会感染 HPV。

39.每次同房都有安全措施还会感染 HPV 吗？

如果性生活正常，且全程采取安全措施，那么感染的概率不大，但也不是绝对的，因此应避免高危性行为，洁身自好很重要。

40.有性生活者是否也能打 HPV 疫苗？

HPV 疫苗并不仅仅针对没有性生活的女性，有性生活者可以注射 HPV 疫苗，有性生活并不一定会降低预防效果，但是要在进行注射期间确保没有备孕要求和没有怀孕的概率，以免意外怀孕。虽然 HPV 疫苗不会对胎儿产生影响，但也应避免孕妇出现不良反应，因此一定要注意。

41.在国外，适龄的男性是可以接种四价 HPV 疫苗的，国内为什么不能？

国内四价疫苗的临床实验数据主要取自 20～45 岁已婚女性，没有男性的实验数据作为依据，因此不推荐接种。尽管理论上男性接种 HPV 疫苗有用，但目前还没有明确证据证明男性接种该疫苗对性伴侣宫颈癌的预防有多大作用。虽然接种 HPV 疫苗对于预防男性生殖器相关性病有一定作用，但考虑到投入收益比，尚未推荐男性接种疫苗。

42.45 岁以上的女性还有必要打疫苗吗？

45 岁以上的女性没有必要打宫颈癌疫苗，只要定期做宫颈癌筛查和 HPV 检测即可，这是因为女性在 45 岁以后没有合适的宫颈癌疫苗可以接种。无论是二价疫苗、四价疫苗还是九价疫苗，年龄要求都是 45 岁以内。因此，对于 45 岁以上的女性，可以不接种宫颈癌疫苗。

43.已经打了一针二价 HPV 疫苗，后面两针能接着打四价的吗？

三种疫苗是不能混着接种的，这样的方法不可取。有关三种 HPV 疫苗（二价、四价、九价 HPV 疫苗）混种的安全性、免疫原性或效力的资料十分有限。此外，不同的 HPV 疫苗之间也存在差异，如特性、成分和适应证等。尤其是二价和九价疫苗是由不同的厂家生产，目前还没有官方案例支持打完二价疫苗可以继续打九价。此外，四价和九价 HPV 疫苗的产品使用说明书也指出，目前尚无临床数据支持九价 HPV 疫苗与其他 HPV 疫苗可互换使用。

44.打完二价疫苗，还需要打四价疫苗吗？

不需要。二价疫苗能够预防 HPV16 和 HPV18 阳性引起的宫颈癌，四价也是预防 HPV16 和 HPV18 阳性引起的宫颈癌，但是四价疫苗多了对 HPV6 和 HPV11 阳性的预防，这两个类型主要是预防性病和尖锐湿疣，所以没有必要再重新打四价。日常生活中注意性生活健康，避免多个性伴侣，避免不洁的性生活，就不会有性传播疾病，而且打完二价疫苗之后，对于宫颈癌的预防是完全一样的。尖锐湿疣这一性传播疾病可以通过检查发现和治愈，没必要再重新打四价疫苗。

45.免疫系统受损的患者，能否接种 HPV 疫苗？

免疫系统受损的患者在很多情况下都是可以接种 HPV 疫苗的，免疫抑制的存在并不是 HPV 疫苗接种的禁忌证。例如，HIV 感染或器官移植患者也可以接种 HPV 疫苗，但免疫功能低下患者的免疫应答可能不太有效。因此，免疫系统受损的患者可在应用免疫抑制剂的非急性疾病期接种 HPV 疫苗，但接种后建议复查抗体滴度以评估免疫的有效性。

（杨桂华　赵长珍　程珊珊　高华斌　李广玉）

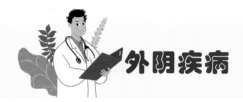

外阴疾病

1.外阴瘙痒难忍有可能是什么原因?

外阴瘙痒的原因有很多,常见的以瘙痒为主要症状的疾病有外阴慢性单纯性苔藓、外阴硬化性苔藓、扁平苔藓、贝赫切特病、外阴白癜风、继发性外阴色素减退性疾病(如糖尿病外阴炎、外阴阴道假丝酵母菌病、外阴擦伤、外阴湿疣等)。以上大部分疾病需要依靠组织学确诊,并需要药物或者其他方式治疗。因此,当出现外阴瘙痒难忍时,需要及时就医,明确诊断后再行治疗。

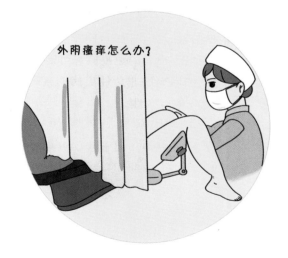

外阴瘙痒怎么办?

2.外阴鳞状细胞癌是什么引起的?

外阴恶性肿瘤以鳞状细胞癌最常见,其他包括恶性黑色素瘤、基底细胞癌、前庭大腺癌、疣状癌、肉瘤等。外阴鳞状细胞癌占全部外阴恶性肿瘤的80%～90%,主要发生在绝经后女性,年轻女性发病率有升高趋势。外阴鳞状细胞癌最常见的症状是外阴瘙痒、局部肿块或溃疡,合并感染或较晚期癌可出现疼痛、渗液和出血。其发病与以下因素相关：①HPV 感染：40%～60% 的外阴癌与 HPV 感染有关，其中 HPV16 型感染超过 50%。②非 HPV 感染相关疾病，如外阴硬化性苔藓、分化型外阴鳞状上皮内瘤变等。③高龄。④吸烟。⑤累及外阴的感染。⑥免疫缺陷。

3.外阴白斑是什么？

外阴色素减退是专业医学术语，俗称"外阴白斑"。外阴白斑只是一种临床症状，并不是疾病的名称，有很多疾病都可以表现为外阴色素减退，如外阴慢性单纯性苔藓、外阴硬化性苔藓或者外阴白癜风、扁平苔藓、贝赫切特病等。此外，有些疾病也可导致继发性外阴白斑，如糖尿病外阴炎、外阴阴道假丝酵母菌病、外阴湿疣、外阴擦伤等。要明确到底是哪一种疾病导致的外阴白斑，要做外阴色素局部减退的组织活检和病理检查。

4.外阴肿瘤一定是恶性的吗？

外阴肿瘤指生长在外阴部的各种肿瘤，包括良性肿瘤和恶性肿瘤，并不一定都是恶性的。外阴良性肿瘤较少见，主要包括来源于上皮的外阴乳头状瘤、汗腺腺瘤，以及来源于中胚叶的纤维瘤、脂肪瘤、平滑肌瘤和神经纤维瘤，而淋巴管瘤、血管瘤等罕见。确诊靠组织学诊断，治疗多采用局部肿块切除。外阴恶性肿瘤以外阴鳞状细胞癌为最多见，占外阴恶性肿瘤的 80%～90%，其余还有外阴恶性黑色素瘤、基底细胞癌、前庭大腺癌、疣状癌、肉瘤等。

5.什么是处女膜闭锁？

处女膜闭锁又称"无孔处女膜"，因发育过程中阴道末端的泌尿生殖窦组织未腔化所致，使阴道和外界隔绝，所有阴道分泌物或月经初潮的经血排出受阻，积聚在阴道内，有时经血可经输卵管倒流至腹腔。若不及时切开，反复多次的月经来潮使积血增多，可发展为子宫腔积血，输卵管可因积血粘连而伞端闭锁。青春期前多无症状，绝大多数患者至青春期发生周期性下腹坠痛，呈进行性加剧。严重者可引起肛门或阴道部胀痛和尿频等症状。盆腔 B 型超声检查可见子宫和阴道内有积液。当青春期女孩出现上述症状时，需要尽快就医。

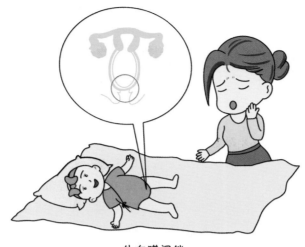

处女膜闭锁

6.骑车、外伤等引起的外阴血肿该如何处理?

治疗外阴血肿应由医生评估血肿大小、是否继续长大以及就诊的时间后再做决定。若血肿小且无增大趋势,可暂时保守治疗。尽量卧床休息,最初 24 小时宜局部冷敷,以降低局部血流量、减轻外阴疼痛。24 小时后可改用热敷或超短波、远红外线等治疗,以促进血肿吸收。血肿形成 4～5 天后,可在严密消毒情况下抽出血液,加速血肿消失。如果血肿巨大,特别是有继发出血,则应在良好的麻醉条件下切开血肿,排出积血,结扎出血点后再予缝合。

7.什么是小阴唇肥大?

小阴唇是位于两侧大阴唇内侧的一对皮肤黏膜皱褶,其前端两侧融合,后端与大阴唇会合。目前,研究者未明确"正常小阴唇"的概念,一般认为小阴唇不应突出于大阴唇,平均宽度为 25 毫米,如大于 40 毫米即可诊断为小阴唇肥大。小阴唇肥大可呈单侧、双侧肥大或局部肥大,主要症状为局部刺激、疼痛、分泌物异常、外阴阴道炎、性生活障碍等。小阴唇肥大的最突出表现为月经期,性生活,进行跑步、骑车、游泳等运动时有不适感,走路或站立、穿紧身衣时外阴有突出感,如果影响正常生活,可以行手术整形。

8.小阴唇肥大需要治疗吗?

若小阴唇肥大影响正常生活,应手术治疗。小阴唇整形术属于美容整形手术,原则上只要个人有修整的要求而又不存在禁忌证就可考虑进行。但手术前必须充分了解手术的预期效果、可能的风险等。国内小阴唇整形术专家共识认为,手术适应证为有修整愿望且具备下述情况:①小阴唇肥大Ⅱ度及以上、质地粗糙肥厚、色泽较深,造成局部不适、生活不便或严重影响美观。②小阴唇两侧明显不对称(形状或宽度)。③小阴唇形状存在畸形,或长有色素痣、肿物等。

(高永玲　袁航)

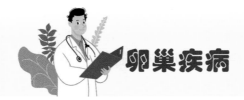

卵巢疾病

1.卵巢畸胎瘤是什么疾病？

卵巢畸胎瘤是卵巢生殖细胞来源的肿瘤，虽然它叫"畸胎瘤"，但与胚胎、怀孕都没有任何的关系。卵巢畸胎瘤是来自于卵巢一组原始生殖细胞的肿瘤，原始生殖细胞经过细胞分化之后，形成不同胚层的组织。肿瘤由多胚层组织构成，偶见只含有一个胚层成分，因此肿瘤里常见毛发、油脂、皮肤、牙齿、骨片等外胚叶组织，也可能含有中胚叶或内胚叶组织如肌肉、胃肠、甲状腺组织等。卵巢畸胎瘤有良性的，也有恶性的，肿瘤的良恶性程度取决于组织分化程度，恶性肿瘤一般是分化出来的神经管成分，或是脑组织的成分。恶性的畸胎瘤比较少见，大部分畸胎瘤都是良性的。但是，一旦发现畸胎瘤，仍需要手术，具体的治疗方案需根据患者的病情、个体的差异来决定。

2.卵巢畸胎瘤患者产后多久可以行腹腔镜手术？

卵巢畸胎瘤为最常见的生殖细胞肿瘤，分为成熟畸胎瘤和未成熟畸胎瘤。成熟畸胎瘤为良性肿瘤，占卵巢畸胎瘤的95％以上；未成熟畸胎瘤为恶性肿瘤，占卵巢畸胎瘤的1％～3％。产后需立即行腹腔镜手术或急诊手术的情况有以下几点：①发觉卵巢肿瘤发展速度较快，怀疑恶变。②突然出现下腹部剧烈腹痛、恶心、发热等症状，怀疑发生卵巢肿瘤蒂扭转或破裂、感染，需要行急诊手术治疗，产后即可进行腹腔镜手术。因畸胎瘤恶变率低，对于肿瘤不大，没有症状，经评估后考虑卵巢成熟畸胎瘤者，可密切观察随访，待产后身体各项机能恢复后再择期手术。

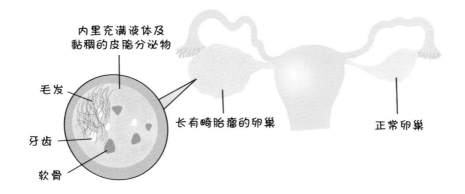

3.卵巢恶性肿瘤的发病原因是什么?

卵巢癌的病因目前尚不清楚,卵巢癌的高危因素包括:

(1)遗传因素:遗传因素是目前已知的最重要的危险因素,最多的是 *BRCA1*、*BRCA2*、遗传性乳腺癌、卵巢癌相关基因。

(2)生活因素:对流行病学有意义,对个体而言价值不是很大。其中,保护性的因素包括:①口服避孕药:应用 10 年可降低 50% 的风险。②妊娠、哺乳:2次活产、哺乳超过 6 个月可降低 50% 的风险。③预防性输卵管结扎或切除等。增加卵巢癌风险的因素包括:①不孕不育。②激素治疗(尤其超过 5 年),雌激素和雌孕激素联合治疗都会增加风险。③子宫内膜异位症会增加透明细胞癌、低级别浆液性癌和子宫内膜样癌风险,及时治疗内异症可减低风险。

(3)其他因素:如酒精、肥胖、吸烟、应用滑石粉、饮食、体育锻炼等,有一定影响但并不非常明显。

4.卵巢癌能够预防吗?

卵巢癌是死亡率最高的妇科肿瘤,早期症状很少,一经诊断,70% 以上已是晚期。因此,常规体检并不能有效预防其发生,卵巢癌高危人群可通过遗传咨询及预防性手术切除进行提前预防。

(1)关于卵巢癌的筛查,目前还不清楚什么筛查方案对于一般人最有效。对于有卵巢癌家族史的高危人群,因为早期病变检出率很低,常规体检并不能有效筛选出来,推荐每半年进行 CA125 和阴道超声筛查。

(2)遗传咨询和相关基因检测对高风险人群的卵巢癌预防有一定意义。建议有卵巢癌、输卵管癌、腹膜癌或乳腺癌家族史的妇女,进行遗传咨询、接受

BRCA 基因检测,对确定有基因突变者,美国国立综合癌症网络(NCCN)建议在完成生育后实施降低卵巢癌风险的预防性双附件切除。对有非息肉结直肠癌、子宫内膜癌或卵巢癌家族史的妇女,行林奇(Lynch)综合征相关的错配修复基因检测,有突变的妇女进行严密监测。

（3）预防性输卵管卵巢切除可降低 80% 的卵巢癌风险,可能降低乳腺癌风险,尤其可降低 *BRCA1* 携带者患癌风险。有研究证实,上皮性卵巢癌的起源是输卵管,因此,预防性输卵管切除也可以降低卵巢癌的风险。

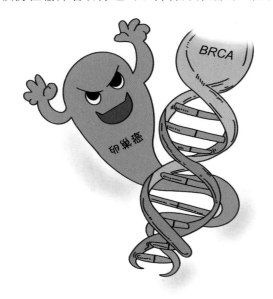

5.B 超发现"卵巢包块"必须要手术治疗吗?

"卵巢包块"是盆腔肿瘤患者对症状的形象化描述,是在 B 超检查时发现的卵巢或附件上的包块,并不是医学名称。卵巢出现包块可能属于生理状态,也可能为病理性状态导致,并不是所有的包块都需要手术治疗。

（1）生理性状态:包括滤泡囊肿、黄体囊肿、卵巢黄素化囊肿等。生理性囊肿的特点是彩超表现为单纯性囊肿,常常小于 5 厘米,一般在 3 个月以后自动消失。在不同的月经周期,囊肿可能在两侧卵巢交替出现。生理性的囊肿,不用特殊的干预,只需要每半年到一年复查一次彩超,监测囊肿情况即可。

（2）病理性状态:又称"卵巢肿瘤"。卵巢是全身各脏器中肿瘤类型最多的部位。病理学分类可分为良性肿瘤、交界性肿瘤、恶性肿瘤。组织学分类可分为上皮性肿瘤、性索间质肿瘤、生殖细胞肿瘤和转移性肿瘤。除卵巢生理性囊肿和卵泡外,体积过大或者引起不适症状的卵巢肿瘤均应行手术切除。如果怀疑囊肿扭转、囊肿破裂,或卵巢囊肿体积较大,如直径＞5 厘米,随访 3～6 个月后囊肿持续存在,就可以进行手术治疗,可以做腹腔镜下手术或者开腹手术,以明确诊断和治疗。

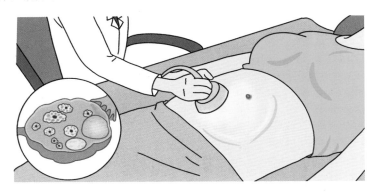

6.卵巢囊肿有什么症状?

卵巢囊肿的症状与囊肿大小、性质、位置有关。首先,要看囊肿大小,如果卵巢囊肿比较小,如小于 5 厘米,很多患者是没有任何自觉症状的,往往在体检时通过超声检查发现。如果囊肿比较大,大于 5 厘米,患者会出现膀胱压迫症状,如不能憋尿、尿频,还有的患者会出现小腹部坠胀、疼痛和腰骶部酸痛,在性生活时该症状更加明显,常见于卵巢子宫内膜异位囊肿;月经后突然腹痛,常见黄体破裂、巧克力囊肿破裂;当出现腹胀、消瘦、食欲下降、体重下降,症状持续或逐渐加重时,需及时到医院检查,通过 B 超、核磁、CT 等初步明确囊肿性质,进一步考虑治疗方案。

7.卵巢囊肿患者可以怀孕吗?

要看是什么样的囊肿,如果是生理性囊肿,那是可以怀孕的。当然,有些囊肿有可能是肿瘤性的囊肿,必须在先排除恶性的情况下才能考虑妊娠。

8.良性和恶性卵巢肿瘤的症状有什么区别?

良性和恶性卵巢肿瘤的区别,主要体现在以下几个方面:①一般良性肿瘤大多没有任何症状,多数患者在查体时发现。②卵巢恶性肿瘤患者多有症状,可以表现为饮食欠佳、胃部消化不适、腹水、腹胀等。③彩超检查可见良性肿瘤边界非常清楚,一般是囊性;而恶性肿瘤边界不清楚,为囊实性,同时伴有腹水。
④肿瘤标志物:良性肿瘤的肿瘤标志物一般是正常的,而恶性的可以升高。
⑤患者一般状况:良性肿瘤患者的一般状况良好,不影响饮食,而恶性肿瘤患者
可以有消瘦等恶病质表证。

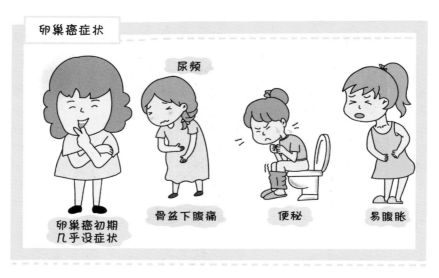

9.如何消除卵巢囊肿?

如果是生理性的卵巢囊肿,会伴随着月经周期激素水平的变化逐渐消失。
如果是病理性的卵巢囊肿,如女性巧克力囊肿、浆液性囊腺瘤、黏液性囊腺瘤
等,则不能自行消除,需要手术切除。

10.为什么会发生卵巢扭转?

卵巢扭转是妇科急腹症的一种,指卵巢及输卵管沿着骨盆漏斗韧带、卵巢
固有韧带为轴发生扭转,进而导致卵巢动静脉、淋巴管回流受阻及灌注梗阻。
卵巢扭转可以发生于任何年龄,引起卵巢扭转的主要原因包括:输卵管、卵巢系
膜过长等先天因素;卵巢囊肿、畸胎瘤等后天因素引起的卵巢不均匀增大;体位
急剧变动,如突然旋转或猛烈翻身等外在诱因也会导致卵巢扭转。其中,最常
见的原因是卵巢囊肿,如果卵巢存在囊肿,卵巢会增大,由于重力的作用,可能
会发生卵巢扭转。如果明确存在囊肿,体位突然改变,如跑、跳或进行剧烈的活
动以后出现局部较剧烈的疼痛,可能就是发生了卵巢囊肿的蒂扭转。

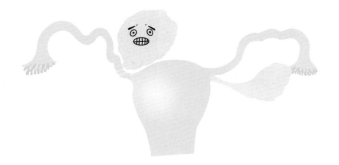

11.卵巢癌化疗有哪些常见并发症?

卵巢癌化疗最常用的化疗药物包括紫杉醇类和铂类。紫杉醇类常见化疗不良反应包括过敏反应、骨髓抑制、神经毒性反应、脱发、心脏毒性反应。铂类常见化疗不良反应包括肾脏毒性、骨髓抑制、神经毒性、耳毒性、消化道反应。

12.卵巢癌化疗后骨髓抑制怎么办?

骨髓抑制临床表现为白细胞、中性粒细胞减少,血小板和红细胞也受到不同程度的影响。

(1)紫杉醇类变化特点:白细胞在用药后出现缓慢下降,在低水平维持2~3日,再慢慢回升,通常7~10日可恢复至正常值。

应对措施:①若白细胞下降符合上述规律,无并发症出现的征兆,严密观察即可。②白细胞和粒细胞下降会增加患者的感染概率,因此建议患者戴口罩、减少探视、严密监测体温变化。③若停药后白细胞下降过早、过低或不及时回升,应予粒细胞集落刺激因子皮下注射,升高白细胞。④当使用周疗(每周打一个化疗药物)方案时,为预防出现骨髓抑制,影响如期化疗,常在化疗间期预防性使用粒细胞集落刺激因子。

(2)铂类变化特点:临床表现与紫杉醇相似,其中,铂类的特点是对血小板的影响,血小板减少一般在化疗后7~10天出现,10~14天达到最低值,通常3~4周后恢复。

应对措施:如果血小板改变符合上述规律,且无并发症出现的征兆,严密观察即可;减少活动,避免患者跌倒或磕碰;避免牙龈出血,勤漱口,刷牙需轻柔;禁食坚硬食物;根据患者情况,使用重组人血小板生成素治疗,必要时输注血小板。

13.卵巢癌化疗期间如何调整饮食?

化疗期间饮食调整也很重要,部分患者因害怕呕吐而不进食,这是不科学的。化疗期间可进食清淡、易消化（如清汤、稀饭、山药粥、薏米粥）、高热量、高蛋白（瘦肉、牛奶、鸡蛋）、富含维生素的食物，以及新鲜的蔬菜（胡萝卜、卷心菜、荠菜、蘑菇等）、水果（猕猴桃、苹果、西瓜等），少食甜食和油腻食物；尽量选择适合口味的食物，保证水分和盐分摄取；食欲缺乏时可在餐前适量散步；化疗前后2小时内避免进食，进食前后1小时内不宜多饮水，餐后避免立即躺下，以免导致食物反流，引起恶心；注意少食多餐；同时，由于化疗期间患者的免疫力较低，因此要注意饮食安全，避免出现饮食不洁净的情况，如进食生冷的食物、凉拌食物、刺激性食物、过餐食物、未煮熟的食物。

14.化疗后出现恶心呕吐,除了使用止吐药还能怎么办?

化疗期间应当遵医嘱正确使用止吐药,掌握正确的用药时间,配合饮食调整;当出现恶心呕吐时,可采取舒适卧姿,卧床患者呕吐时,注意将头偏向一侧,以防呛咳;呕吐后及时清理呕吐物,保持床单和衣物整洁,用温开水或淡盐水漱口,保持口腔清洁;恶心、呕吐频繁时,暂停进食,缓解后进流质或半流质饮食。根据患者的爱好,可播放其爱听的音乐、视频等分散其注意力,让其暂时忘却恶心呕吐的不适;及时向医生反馈患者情况,医师会根据情况来制定止吐方案。此外,中医中药技术对防治化疗引起的恶心呕吐也有一定的疗效。

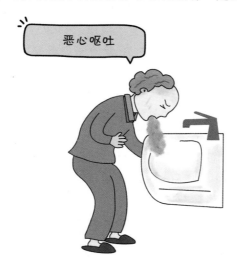

（高永玲　袁航）

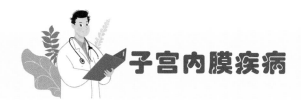

子宫内膜疾病

1.子宫内膜癌发病的高危因素是什么？

子宫内膜癌的高危因素主要包括：

（1）内源性雌激素过多（或缺乏孕激素对抗）：育龄期妇女长期无排卵或稀发排卵；未孕、不育、延迟绝经；肥胖、糖尿病、高血压等。

（2）外源性雌激素摄入：包括绝经后雌激素替代治疗、无孕激素对抗以及乳腺癌手术后三氧苯胺的治疗。

（3）遗传因素：约20％的子宫内膜癌患者有家族史，其中 Lynch 综合征也就是遗传性非息肉样结肠直肠癌，发生子宫内膜癌的风险为70％。

（4）生活方式：包括饮食习惯、运动、饮酒、吸烟等。

2.如何预防子宫内膜癌？

首先，肥胖、糖尿病、高血压患者是子宫内膜癌的高危人群，每位女性都应密切关注自己在这些方面的生理指标。如存在月经紊乱、不孕症、子宫内膜不典型增生等情况，最好进行定期体检，评估子宫内膜厚度以及其他异常情况，做到早诊断、早治疗。其次，不要擅自使用含有雌激素成分的药品及保健品。最后，患者要提高对阴道流血的重视，一旦发现异常流血，需及时就医。此外，还应该调整生活方式，保持健康的生活习惯，保证营养摄入均衡，并适当进行体育运动，增强体质。

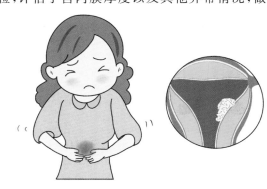

3.如何早期发现子宫内膜癌？

子宫内膜癌的早期诊断需根据病史，同时借助相关辅助检查。

（1）病史：如存在月经紊乱史，尤其是子宫内膜增生过长史、不孕史、长期服用雌激素药物史，或合并肥胖、高血压、糖尿病等疾病史，需要警惕子宫内膜癌。

（2）辅助检查：①B超检查：了解子宫大小、子宫内膜厚度、宫腔内有无占位性病变，有无肌层浸润及其程度等，其诊断符合率达80％以上。②分段诊断性刮宫：是确诊子宫内膜癌最常用、最有价值的方法，分段诊断性刮宫的标本需要分别标记送病理学检查，以便确诊或排除子宫内膜癌。③宫腔镜检查：宫腔镜下可直接观察宫腔及宫颈管有无癌灶存在，癌灶部位、大小、病变范围等，对可疑病变取材活检，有利于发现较小或较早期的病变。

4.绝经后阴道流血都有哪些原因？

绝经后阴道流血的原因较多，通常包括以下几个方面：

（1）围绝经期：较为常见，患者虽然出现卵巢功能下降，但卵巢可能还具有一定功能，子宫内膜在卵巢分泌的激素作用下继续增厚，可能出现脱落性出血。

（2）老年性阴道炎：绝经后阴道壁萎缩，有时会发生炎症，特别是同房之后，脆弱的阴道壁受到刺激，导致阴道出血。

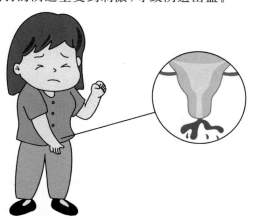

（3）宫颈问题：宫颈息肉、宫颈恶性病变均有可能导致阴道流血。

（4）子宫内膜病变：应用含有雌激素的药物、子宫内膜癌、子宫内膜息肉等均有可能出现阴道流血，需要做进一步妇科超声检查，必要时还需要通过宫腔镜进行检查，目的是排除内膜癌变。

5.年轻人也会得子宫内膜癌吗？

子宫内膜癌多见于老年绝经后女性，但年轻人也会得子宫内膜癌。青春期后的女性，其子宫内膜层受卵巢产生的雌激素和孕激素的影响，发生周期性脱落而发生月经,如果卵巢功能失调、不排卵,只分泌雌激素,而孕激素生成障碍,就会使子宫内膜长期受到雌激素的刺激而缺乏孕激素的拮抗,长此以往就容易发生子宫内膜样癌。临床上,患有多囊卵巢综合征的女性非常常见,这些患者大多年轻,常伴有肥胖、闭经、多毛、面部痤疮、长期不孕等表现,有的还存在糖代谢异常,这些都是发生子宫内膜癌的高危因素。因此,子宫内膜癌并不是老年人的专属疾病,年轻人也会得病。

6.为什么肥胖的女性更容易得子宫内膜癌?

子宫内膜癌的发生与子宫内膜长期受到雌激素的刺激而缺乏孕激素的拮抗密切相关,肥胖的女性,身体内脂肪含量增加,会从多途径导致体内雌激素升高。而当体内雌激素水平过高时,将导致子宫内膜发生过度增生,甚至发生癌变。此外,肥胖女性多同时存在糖代谢异常,这也是发生子宫内膜癌的高危因素之一。因此,为了自身的身体健康,肥胖女性需要适当减重。

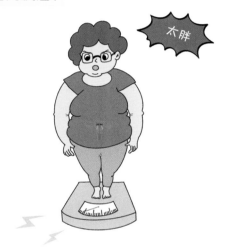

7.得了子宫内膜癌就一定要切除卵巢吗?

子宫内膜癌患者的规范手术范围是子宫、双侧输卵管、卵巢,但是并不是所有的子宫内膜癌患者都需要切除卵巢,具有以下特征的患者,也有机会保留卵巢:①组织学 G1 级子宫内膜样癌,不存在组织学的其他高危因素(包括肌层浸润≥1/2、淋巴脉管间质浸润、淋巴结受累),肿瘤病灶≤2 厘米。②年龄≤45 岁,有保留卵巢的迫切需求。③无遗传性高风险肿瘤家族史(排除遗传性乳腺癌-卵巢癌综合征及 Lynch 综合征家族史)。④术中探查卵巢外观无异常,排除卵巢转移。⑤腹腔冲洗液细胞学阴性等。保留卵巢并不是治疗子宫内膜癌的标准术式,需要结合病情、是否有强烈生育意愿等多种因素进行评估。

8.怎么做子宫内膜癌的手术?

按照手术分期原则,要进行全面分期手术,基本术式为全子宫切除术＋双附件切除术,根据病情评估是否需要做盆腔和腹主动脉旁淋巴结切除术,术中取腹腔冲洗液送细胞学检查,手术入路可选择经腹或腹腔镜,对诊刮病理学检查结果为子宫内膜浆液性癌、癌肉瘤及未分化癌的患者,还应切除大网膜或进行大网膜活检。如果是因为其他原因做手术后发现的子宫内膜癌,需要充分进行病情评估,考虑进行再分期手术。如果手术之前的检查评估发现患者不适合手术,可先选择放疗,少数患者也可考虑内分泌治疗。

9.子宫内膜癌术后还需要治疗吗?

子宫内膜癌是妇科三大恶性肿瘤中预后最好的癌,子宫内膜癌切除后是否需要进行其他治疗,需要根据内膜癌的类型及分期决定。子宫内膜癌分为 4 期,即Ⅰ期、Ⅱ期、Ⅲ期、Ⅳ期。Ⅰ期属于早期,Ⅳ期属于晚期。早期的子宫内膜癌,手术切除后,只要完全切除干净,基本上就算是完全治愈,复发和转移的概率微乎其微。但是,中晚期子宫内膜癌手术后,复发和转移的概率较大,可能要加放疗或化疗。因此,子宫内膜癌切除子宫后,是否加放疗或者化疗需要根据具体病情而定。但是,无论是早期子宫内膜癌还是晚期子宫内膜癌,做完手术之后都需要定期复查。

10.腹腔镜手术可以治疗子宫内膜癌吗?

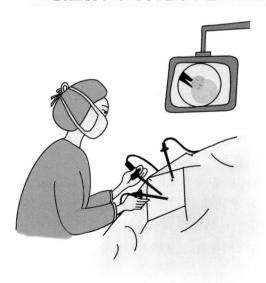

以往的子宫内膜癌手术以开腹为主,近 20 余年来,随着腹腔镜设备的发展及超声刀等能量设备的介入,手术操作更为方便、安全和可靠,医生在腹腔镜下手术的能力也不断提高。因此,腹腔镜手术已经成为早期子宫内膜癌全面分期手术的首选术式,患者术中出血量、围术期并发症的发生率以及远期总生存率等与开腹手术几乎无差别。

11.得了子宫内膜癌,但还想要孩子,可以保留子宫吗?

得了子宫内膜癌的女性,如果有十分强烈的生育要求,需要由医生结合目前病情及辅助检查进行综合判定,如有具备保留子宫的条件,可以尝试保留子宫,但如果不符合保留子宫的要求,还是要按照医生的建议进行手术治疗。保留子宫的条件包括以下几点:①诊断性刮宫病理学检查结果为分化好(G1)的内膜样癌,建议经三级医院的病理学专家评估确认。②增强 MRI 或阴道超声检查发现病变局限于子宫内膜,影像学检查未发现其他可疑转移病灶。③保留子宫后还需要药物治疗,因此需要排除内分泌药物治疗或妊娠的禁忌证。④有强烈的保留生育愿望,并且对子宫内膜癌保留生育功能治疗所存在的风险充分知情同意。

12.子宫内膜癌会遗传吗?

子宫内膜癌绝大部分为散发性,但大约有 5% 的患者为遗传性子宫内膜癌,Lynch 综合征是最常见的遗传性子宫内膜癌,其他还包括以 PTEN 基因胚系突变为主要特征的多发性错构瘤综合征等。Lynch 综合征为常染色体显性遗传性疾病,患者及其家族成员具有 DNA MMR 系统(MLH1、MSH2、MSH6 和 PMS2)之一或 EPCAM 基因的胚系突变。Lynch 综合征也是最常见的遗传性结直肠癌,此外,患者发生胃、小肠、肝、胆和泌尿系统恶性肿瘤的风险也较普通人群增加。因此,国内外的相关指南均建议,在条件允许时,对所有子宫内膜癌患者行 Lynch 综合征筛查。

13.子宫内膜癌治愈后还需要复查吗?

大多数子宫内膜癌患者的复发时间出现在治疗后 3 年内。因此,在治疗结束后的 2~3 年内,应每 3~6 个月复查一次,之后每半年一次,5 年后每年一次。复查时除关注有无阴道出血、血尿、血便、食欲减退、体重减轻、疼痛、咳嗽、呼吸困难、下肢水肿或腹胀等症状外,还需要做妇科检查,特别注意进行全身浅表淋巴结检查,抽血化验的指标一般为糖类抗原 125(CA125)、人附睾蛋白 4(HE4)。另外,影像学可选择 B 超(腹部、盆部)、增强 CT(胸部、腹部、盆部)或 MRI 检查,必要时行全身正电子发射计算机体层显像仪(PET-CT)检查。

14.如何筛查子宫内膜癌？

筛查子宫内膜癌的最常见方法为经阴道超声检查，通过这种无创的方式，可以了解子宫大小、宫腔内有无赘生物、子宫内膜厚度、有无异常血流信号。对于绝经后妇女，超声下子宫内膜厚度≤4毫米，发生子宫内膜癌的阴性预测值＞99％。但是，经阴道超声检查对诊断绝经前妇女子宫内膜癌及癌前病变的敏感度有限。其他不常见的筛查方法有子宫内膜微量组织病理检查、子宫内膜细胞学检查等。

（高永玲　张远丽）

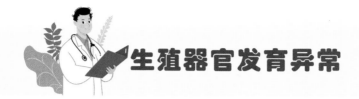

生殖器官发育异常

1.什么是阴道闭锁,有什么表现?

阴道闭锁为先天性生殖道发育畸形,通常情况下,卵巢、子宫发育正常,但阴道却完全或部分被纤维组织取代。如果阴道上段、宫颈及子宫体均发育正常,但阴道下段闭锁,临床称为Ⅰ型阴道闭锁;如果宫颈发育不良(完全或部分闭锁),则称为Ⅱ型阴道闭锁。年龄超过16岁的青春期女孩常表现为:第二性征已发育,月经还未来潮,但是有周期性下腹痛。由于Ⅱ型阴道闭锁患者多合并宫颈、宫体发育不良或子宫畸形,经血容易逆流至盆腔,易发生输卵管积血及子宫内膜异位症,容易继发盆腔炎症,从而引起盆腔疼痛,且经期加重。也有部分女性成年后因无法进行正常性生活去求医时才发现阴道闭锁。

2.如何治疗阴道闭锁?

手术是阴道闭锁的唯一治疗方法,延迟治疗不但增加痛苦,而且会因经血倒流导致严重的盆腔子宫内膜异位症及子宫腺肌病,破坏生育能力。手术治疗的目的是重建一个形态、功能与正常阴道类似的人工阴道,将人工阴道与子宫吻合,并保持可持续的通畅性,起到能够进行性生活以及引流经血的作用。部分性阴道闭锁的患者在手术之后很容易出现阴道再次闭锁粘连,往往需要进行多次手术。

3.阴道闭锁术后应如何护理?

闭锁阴道分开后需要用合适的材料覆盖阴道,手术之后为了防止阴道狭窄或再次闭锁,阴道内还需放置模具支撑,并使用"T"字裤固定,要注意观察"T"字裤固定处皮肤情况,避免过紧引起压疮或过松导致模具脱出,如有脱出,应在消毒后及时放入。经过长期模具支撑作用,在能够进行规律同房后,可以减少模具放置的时间。另外，手术之后需要保持外阴清洁，每天清洁外阴，防治感染。手术之后也需要定期门诊复查，查看恢复情况，并根据复查情况更换模具。

4.什么是双子宫？

正常女性体内只有一个子宫，少数女性拥有两个子宫，称为双子宫，这是一种生殖器官的发育畸形。在胚胎时期，女性两侧的副中肾管未融合，各自发育形成两个子宫和两个宫颈，可同时伴有阴道斜隔或纵隔，这种异常的发生率为0.1%～3%。大部分女性是没有任何症状的，也可以自然受孕，并顺利分娩。如果存在阴道斜隔，会有经血不畅或同房不适的表现。如果没有任何症状，也可以不用治疗处理，如果反复多次流产，应在进行染色体、黄体功能等相关检查后行矫形手术。

5.双子宫女性可以正常怀孕吗，会有危险吗？

双子宫女性如果阴道通畅，能够进行性生活，就可以正常怀孕，但由于子宫畸形，怀孕期间妊娠相关并发症的发生率都高于正常人。在孕早期，容易引起自然流产。人工流产时，由于子宫异常，操作难度增加，漏吸、人流不全等风险较高；中期妊娠则易发生流产、早产；晚期妊娠由于宫腔相对狭小，胎儿在宫腔内活动受限，胎位异常发生率高，容易发生胎膜早破、胎盘早剥、子宫收缩乏力、产后出血等产科并发症。

6.做超声检查发现子宫纵隔，需要做手术吗？

对于没有经血不畅等临床症状或没有生育要求的子宫纵隔患者，可不进行治疗；但对于有生育要求、不孕、既往有不良生产史、计划行试管婴儿或年龄＞35岁的子宫纵隔患者，需要做手术治疗。手术可通过宫腔镜将纵隔切除，如果超声等检查提示子宫纵隔位置比较复杂，手术最好在腹腔镜或B超监护下进行。

7.什么是特纳综合征？

特纳综合征又称"先天性卵巢发育不良综合征"，是一种常见的染色体异常疾病，正常女性细胞内含有46条染色体，其中有2条X染色体。Turner综合征的发生是由于在细胞分裂时，完全或部分丢失1条X染色体，或X染色体存在结构异常。其主要病变为卵巢不发育伴体格发育异常，外观可见面容呆板、两眼距增宽、身材矮小、蹼颈、盾状胸、肘外翻等。此外,还有第二性征不发育、子宫发育不良、原发性闭经及其他躯体畸形等多种临床表现。

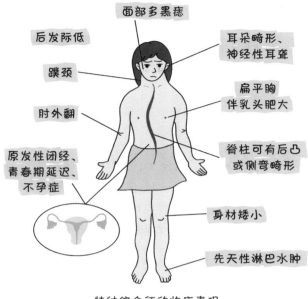

面部多黑痣

后发际低

耳朵畸形、神经性耳聋

蹼颈

扁平胸伴乳头肥大

肘外翻

脊柱可有后凸或侧弯畸形

原发性闭经、青春期延迟、不孕症

身材矮小

先天性淋巴水肿

特纳综合征的临床表现

8.特纳综合征需要治疗吗?

目前,特纳综合征无特异性治疗方案,其治疗原则是通过激素治疗促进身高、刺激乳房与生殖器发育及预防骨质疏松。一般,患者应从 9 岁开始使用生长激素,持续用到骨垢闭合;12 岁以后开始应用雌激素诱导青春期,改善第二性征发育,促进月经来潮,防治骨质疏松,促进生长;雌激素应用至青春期,然后开始雌孕激素周期性替代治疗。如果确诊时间晚,将失去治疗最佳时机。因此,早发现、早诊断、早干预非常重要,有利于患儿第二性征发育,改善患儿生活质量。

(张远丽)

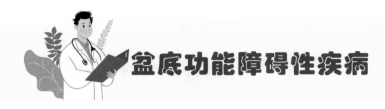

盆底功能障碍性疾病

1.阴道脱出一肿物是怎么回事？

阴道口有"肿物"脱出有以下几种可能：①外阴阴道炎症导致阴道肿胀，感觉像是有"肿物"脱出。②阴道壁肿物、宫颈延长、子宫黏膜下肌瘤等疾病。③阴道前、后壁膨出，严重者有子宫下垂可能，常伴发下腹坠胀感、腰骶部酸痛等症状。即使没有任何症状，如果有肿物脱出阴道，也需要及时去医院做妇科检查。

2.经常尿裤子是怎么回事？

女性朋友出现任何非自主性的漏尿行为，均可定义为"尿失禁"。尿失禁的原因复杂多样，临床中最常见的女性尿失禁有两种：①咳嗽、打喷嚏、大笑、跳绳、跑步等导致腹压增加时的压力性尿失禁，主要与妊娠受压、分娩损伤及老年盆底肌肉松弛有关。②有强烈尿意、尿急感时还未到达厕所已出现漏尿的急迫性尿失禁，可能与逼尿肌的异常收缩有关，其发病原因目前尚未完全明确。

3.刚生完孩子,经常控制不住小便且阴道似乎有肿物要出来,这是怎么回事？

阴道分娩或剖宫产后暂时失去对膀胱的有效控制而产生的一种漏尿现象称为产后尿失禁，与妊娠、分娩对骨盆底筋膜、韧带、肌肉的过度扩张及压迫导致的泌尿生殖器官脱垂和骨盆底肌肉受损有关，因此常伴有阴道异物感。

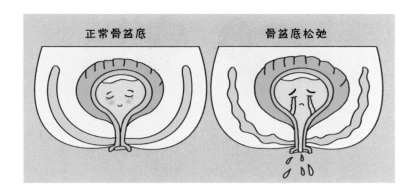

4.剖宫产后需要进行骨盆底康复吗?

妊娠和分娩是影响骨盆底功能的两大重要因素。妊娠时子宫的增大、体重的增加、孕激素的作用等对骨盆底功能造成损伤,脊柱弯曲、腰椎前突、重心改变,进一步造成骨盆底结构损伤,进而导致骨盆底功能下降。因此,剖宫产后的妇女也避免不了骨盆底肌肉损伤,出现骨盆底功能下降,也需要进行康复训练。

5.骨盆底康复真的有效吗?

分娩之后,骨盆底的功能会慢慢恢复,但很难恢复到正常状态,而且随着年龄增大,激素水平下降,肌肉更加松弛,症状会越来越严重。建议产妇在产后 42 天做骨盆底肌力评估,根据实际情况,做一些骨盆底的康复治疗,通过磁刺激、电刺激、生物反馈、射频治疗等手段,促进骨盆底肌力恢复。患者最好在产后 3 个月内进行科学有效的科学康复治疗,否则时间拖得越久,用在治疗上的时间就越长,效果也会受到影响。付出总会有回报,任何时候都可以开始骨盆底肌肉锻炼和修复,坚持骨盆底锻炼,终将受益。

6.打喷嚏伴随漏尿是什么原因? 需要治疗吗?

打喷嚏伴随漏尿一般考虑压力性尿失禁。压力性尿失禁分为两种类型,90%以上为解剖型压力性尿失禁,常见于妊娠与阴道分娩损伤、绝经后雌激素水平降低等导致的骨盆底组织松弛。不足 10%的患者为尿道内括约肌障碍型,为先天发育异常所致。无论尿失禁属于哪种类型,均需要通过康复、药物或手术治疗恢复骨盆底组织的正常位置及功能。

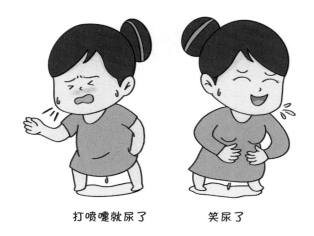

打喷嚏就尿了　　　　　笑尿了

7.老年人能接受骨盆底康复吗?

老年人也能接受骨盆底康复,女性更年期后,随着年龄增长,体内激素水平急剧变化,脱垂、漏尿等骨盆底问题会更加严重。对于轻中度脱垂、漏尿症状,可以行骨盆底康复治疗。做骨盆底康复没有年龄限制,千万不要以为年纪大了就没必要做骨盆底康复,更不要以为年龄大了做骨盆底康复就没有效果了,骨盆底康复的效果因疾病类型、严重程度和患者依从性而定。采取合适的处理方法,早干预、早治疗,任何时候都不晚。

8.骨盆底肌肉松弛怎么办?

对于骨盆底肌肉松弛,预防更为重要。一般有三种改善骨盆底肌肉松弛的方法:①凯格尔训练,简单来讲就是缩肛运动。②阴道哑铃训练。③骨盆底康复治疗,包括电刺激、磁刺激、磁电联合治疗、射频治疗。

9.子宫脱垂的原因有哪些?

子宫脱垂的常见原因包括:①妊娠与分娩:特别是产钳或胎吸协助下的阴道分娩,盆腔筋膜、韧带和肌肉可能因过度牵拉而导致其支撑能力被削弱。若产后过早参与体力劳动,特别是重体力劳动,将影响骨盆底组织张力的恢复而发生骨盆腔器官脱垂。②衰老:年龄在骨盆底松弛的发生发展中也具有重要作用,特别是绝经后出现支持结构萎缩。③腹压增加:慢性咳嗽、腹水、腹型肥胖、持续负重或便秘造成腹腔内压力增加,导致脱垂。④医源性原因:如没有充分纠正手术时所造成的骨盆腔支持结构缺损。

10.哪些原因可引起压力性尿失禁?

压力性尿失禁包括以下几类常见原因:①怀孕和分娩:当胎头进入骨盆以及自然分娩时,会对骨盆底肌肉造成损伤,导致控尿机制不完善。②体重增加:盆腔器官体积增加可以使盆底肌肉受到压迫,也会影响排尿管控机制。③年龄增长,雌激素分泌下降。④其他:如慢性咳嗽、吸烟、便秘等。

11.如何预防压力性尿失禁?

可以通过改善生活方式或行为习惯来预防压力性尿失禁:①控制体重(孕期合理控制体重,适当运动),少提重物。②保持大便通畅(多食高纤维、高维生素食物,避免过冷、过热、辛辣等刺激性食物)。③积极治疗慢性疾病(如慢性支气管炎、哮喘、便秘)。④产后积极行盆底康复训练,产后42天进行盆底肌评估及必要的治疗。

12.生完孩子骨盆底松弛怎么办?

产后骨盆底松弛,导致性生活不满意、脱垂、漏尿,均属于产后骨盆底功能障碍性疾病。因此,产后及时进行骨盆底评估及康复治疗是非常有必要的。

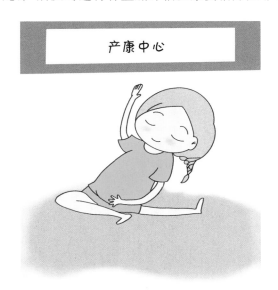

产康中心

13.剖宫产术后切口疼痛怎么办?

临床上,可让产妇使用硬膜外镇痛泵缓解术后剖宫产切口疼痛;根据疼痛的程度选择合适的止痛药减轻患者疼痛(轻中度疼痛可以谨慎用乙酰氨基酚、布洛芬、双氯芬酸钠及氟比洛芬酯等药物;重度疼痛可以谨慎使用芬太尼、舒芬太尼、氢吗啡酮和布托啡诺)。

(赵淑萍)

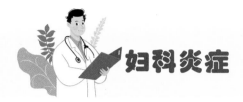

1.阴道炎反复发作怎么办?

(1)要坚持按疗程用药治疗,阴道炎必须经过系统且长期的治疗才能逐渐恢复。因此,患者一定要到正规医院接受治疗,且在治疗过程中严格遵照医嘱,按疗程用药,不要因为阴道炎稍有好转就停药,这样才能有效地避免阴道炎反复发作。

(2)要注意做好个人卫生,但要避免过度清洁,每天都需要用清水清洗外阴,但不能冲洗阴道或使用强碱性溶液或者阴道洗涤液,因为这可能破坏阴道内正常菌群,加剧瘙痒问题。

(3)要注意相关的饮食禁忌,女性患者要注意饮食上的禁忌,尤其是要避免吃油腻食物。高糖类的食物如巧克力、糖果、点心等,也有可能会导致病情反反复复,也需要十分注意。

2.如何判断是否患有阴道炎?

患有阴道炎时,一般都会有外阴不适症状,如外阴烧灼感、瘙痒、红肿,阴道分泌物增多、颜色改变、有异味、呈豆腐渣样等,有时还会伴有尿频、尿急、尿痛、性交痛等不适。当出现上述不适感时,需要尽快求医问诊,不要私自用药。

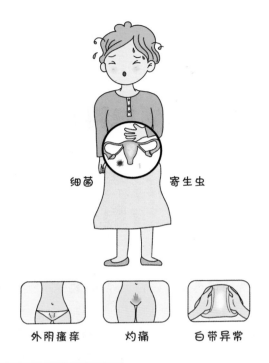

细菌　　　　　寄生虫

外阴瘙痒　　　灼痛　　　白带异常

3.霉菌性阴道炎由什么引起?

霉菌性阴道炎即外阴阴道假丝念珠菌病,典型症状有外阴瘙痒、豆渣样白带,还会伴有阴道疼痛、性交痛、尿痛等症状。霉菌性阴道炎多由白色念珠菌引起,该菌平时寄生于阴道内,在免疫力低下、长期应用抗生素、妊娠、糖尿病等情况下易引发感染。因此,日常生活中应少穿紧身化纤内裤,多曝晒内裤及毛巾,少吃甜食,不滥用抗生素。

4.阴道炎影响怀孕吗?

严重的阴道炎症会导致不孕,因为大量的白细胞和泡沫状白带可能会使精子的运动发生改变,不能到达输卵管与卵子结合。孕期由于激素水平变化,阴道的酸碱度容易发生相应的变化,当阴道的生态平衡受到破坏时,这些常住的菌群会变成致病菌,冲破阴道屏障而引起感染。若孕期患细菌性阴道病,细菌沿子宫颈上行,可能会导致胎膜早破,从而造成早产。

5.阴道炎会引起盆腔炎吗?

绝大部分阴道炎不会引起盆腔炎,但如果不及时治疗且机体抵抗力下降,有阴道炎症又刚好来月经,或者阴道炎症没有治愈就进行流产或刮宫等宫腔操作,就有可能会导致病原菌逆行感染而进入宫腔、盆腔,导致盆腔炎的发生。

6.正常情况下,女性需要冲洗阴道吗?

女性外阴部有着特殊的解剖结构,外阴由于大、小阴唇闭合,能防御外邪入侵阴道。阴道本身也有自净功能,其内存在不同菌群,乳酸菌可以维持酸性环境,抑制致病菌。正常情况下,女性不需要每天冲洗阴道,频繁的冲洗反而会导致阴道内酸碱度发生变化,菌群失衡,致使阴道炎发生。

7.宫颈囊肿是怎么回事,需要治疗吗?

宫颈纳氏囊肿简称"宫颈囊肿"。宫颈上有很多腺体,平时会分泌一些液体,起一定的润滑和保护作用。之所以出现小囊肿,主要是因为子宫颈的腺管阻塞,分泌物不能很好地排出,液体潴留,就会形成囊肿,囊肿里一般为清亮液体,如果合并感染,可能会变成脓液。当囊肿数量比较少、体积比较小时,一般无自觉症状,此时不需要干预;如果囊肿已经长得比较大,或者合并感染、伴随阴道炎,已经影响到日常生活,则需要进行抗感染治疗,或者采用光疗、微波、激光或电刀切除。

8.宫颈囊肿影响怀孕吗?

宫颈囊肿不影响怀孕,孕前应进行规范的宫颈癌筛查,如果结果正常就可以正常备孕。

9.盆腔炎会导致不孕吗?

盆腔炎,尤其是慢性盆腔炎可能会导致不孕。因为盆腔炎可能会导致阴道分泌物增多,改变阴道内正常酸碱环境,影响精子活力。迁延不愈的慢性盆腔炎可能会导致盆腔粘连,使输卵管不通畅,影响受精。受精卵形成后,若输卵管蠕动异常,可能会导致宫外孕发生。慢性的子宫内膜炎也会影响精子活性或导致受精卵不能正常着床,发生反复流产。

10.如何彻底治疗盆腔炎?

一旦诊断急性盆腔炎,应尽早规范、经验性使用广谱抗生素。若存在性传播可能,应对性伴侣进行检查和治疗。以下情况需在抗感染同时积极手术治疗:若药物治疗无效,肿块持续存在;可疑脓肿破裂;出现腹膜炎甚至感染中毒性休克。一旦发展为慢性盆腔炎,则很难彻底根除,当机体免疫力低下、劳累时就容易发作,所以应养成规律作息和健康饮食习惯,适当运动,增加机体免疫力,注意个人清洁卫生,避免复发。

11.霉菌性阴道炎需要夫妻同治吗?

不一定。如果是第一次得霉菌性阴道炎,女性通过治疗以后彻底治愈了,则男性是不需要治疗的。但如果是复发性的霉菌性阴道炎,治疗以后经常复发,就需要夫妻同治,因为很可能是因为男方有包皮、包茎等,导致男性生殖器也带有霉菌。此外,治疗期间应避免同房。

12.为什么孕妇容易患阴道炎?

怀孕后,由于雌激素与孕激素的作用,阴道酸碱度改变、阴道充血、分泌物增多、外阴潮湿,再加上孕妇免疫力相对下降,对疾病的防御能力减弱。

13.如何预防孕期患阴道炎?

在怀孕前确保霉菌性阴道炎痊愈。孕期女性每日清洗阴部,正常情况下,只需要用温水(清水)清洗外阴;不要进行阴道灌洗(或冲洗);孕妇要尽量减少辛辣、甜腻食物的摄入;穿宽松、纯棉内裤,勤换内裤。

14.如何治疗孕期念珠菌性阴道炎? 药物对胎儿有影响吗?

推荐局部阴道内使用咪唑类药物一周疗法,可选择对胎儿无害的咪唑类阴道用药,不推荐使用口服抗真菌药物。

15.如何预防念珠菌性阴道炎?

均衡饮食,锻炼身体,提高身体免疫力;养成良好的卫生习惯,勤换内裤,避免内裤与袜子混洗;用清水清洗外阴,避免过度清洗;合理使用抗生素,避免私处菌群失调。

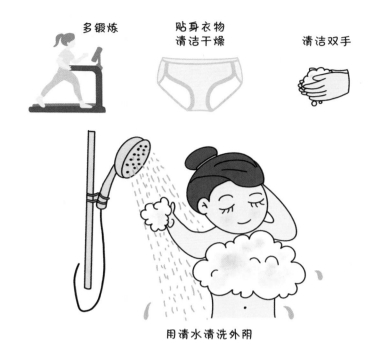

多锻炼　　　贴身衣物
清洁干燥　　　清洁双手

用清水清洗外阴

16.如何治疗念珠菌性阴道炎?

念珠菌性阴道炎药物给药途径一般有阴道给药和口服给药两种。对于单纯性念珠菌性阴道炎,多采用阴道栓剂或阴道片,常见药物包括:①克霉唑阴道片。②硝酸咪康唑栓。③硝呋太尔-制霉菌素阴道栓。对于复发性霉菌性阴道炎较难治愈的患者,往往要联合应用口服抗真菌药物,如氟康唑、伊曲康唑等。对于氟康唑,一次口服 150 毫克即可。

17.没有性生活会得阴道炎吗?

会的。外阴部不通风、长期服用抗生素、身体免疫力减弱、卫生习惯不好(过度清洁或清洁不够)等都可能会诱发阴道炎。

（赵淑萍）

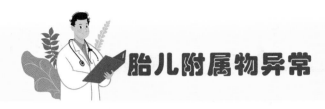

胎儿附属物异常

1.脐带绕颈有哪些病因？发生脐带绕颈有什么危害？如何监测脐带绕颈？

脐带绕颈与脐带过长、胎儿小、羊水多以及胎动频繁等因素有关。若子宫内羊水过多，胎儿小，胎儿的运动空间大，胎儿运动比较频繁，在胎儿发生体位改变时，飘浮的脐带就可能缠绕在胎儿颈部或身体，脐带过长也容易导致脐带缠绕。

脐带绕颈有可能造成胎儿缺氧，脐带绕颈对胎儿的危害取决于脐带绕颈的松紧程度、脐带绕颈的周数，以及脐带本身的长度。如果脐带足够长，脐带只是松松地套在颈部，胎儿一般不会缺氧；如果脐带刚刚够长，脐带绕颈一周，脐带长度相对减少10～12厘米，导致脐带相对过短，就可能造成胎儿缺氧。一般脐带绕颈圈数越多，相对缺氧的可能性越大。

脐带绕颈比较常见，一定要注意胎动次数的变化，如果出现胎动异常，应及时到医院

脐带绕颈原因

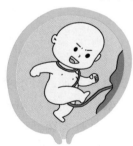

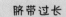
胎动频繁

脐带过长

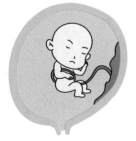

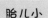
胎儿小

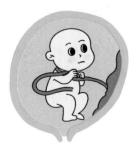
羊水过多

就诊,以防胎儿宫内窘迫导致不良结局。

2.脐带绕颈能顺产吗?

脐带绕颈的发生率很高,若孕妇体内脐带绕胎儿颈部一圈,是可以进行顺产的,若脐带绕颈三圈以上,则建议行剖宫产,但也要查看产妇分娩产程进展及胎心监护等情况。

3.哪些原因可能导致羊水过多?

羊水过多的常见原因有以下几种:

(1)胎儿畸形:明显的羊水过多常常伴有胎儿畸形,常见的胎儿结构畸形以神经系统和消化道系统畸形最常见。神经系统畸形主要是无脑儿、脊柱裂等,消化道畸形主要是食管以及十二指肠闭锁等。

(2)胎盘脐带病变,如胎盘特别大、脐带附着异常。

(3)孕妇诊断为妊娠期糖尿病、糖尿病合并妊娠等。

(4)通过临床检查排除胎儿和母体的疾病以后,还有30％的羊水过多找不到任何原因。

4.哪些原因可能导致羊水过少?

羊水过少的常见原因有以下几种:

(1)羊膜病变:原因不明的羊水过少可能与羊膜本身的病变有关。

(2)胎儿畸形:以胎儿泌尿系统畸形为主。

(3)胎盘功能减退:过期妊娠导致羊水过少的发生率达20％～30％。

(4)母体因素:一般情况下,如果母体合并某些疾病,如妊娠期高血压或孕期脱水,导致血容量不足时可能会引起羊水过少。如果有羊水过少的情况,应该去医院进行积极的治疗和处理,并进一步寻找病因。

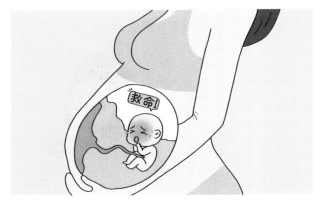

5.哪些原因可导致胎膜早破,胎膜早破应该注意什么?

导致胎膜早破的原因通常有以下几点:

(1)生殖道感染,如有细菌性阴道炎,有可能会上行感染造成胎膜炎,使胎膜的抗张力降低而发生破裂。

(2)羊膜腔的压力比较大,如多胎妊娠、羊水过多等造成局部压力过大,进而导致胎膜破裂。

(3)胎膜受力不均,胎位异常、宫颈手术创伤等导致羊膜囊受压不均,有可能会造成局部破裂。

(4)如果缺乏维生素 C 及一些微量元素,也可能会造成胎膜抗张力降低,出现胎膜早破。

若孕妇在家中出现胎膜早破,需要立即平卧,垫高屁股,减缓羊水流出速度,同时联系"120"急救车。

6.如何预防胎膜早破?

妊娠期应及时治疗阴道炎症;妊娠晚期应该禁止性生活,避免负重及腹部受碰撞;要注意营养平衡,补充维生素、钙、锌等营养素;宫颈内口松弛者,应卧床休息,必要时行宫颈环扎术。

7.胎心监护是什么,为什么要做胎心监护?

胎心监护是孕晚期的一项重要检查,可以相对客观地反映胎儿宫内情况,如胎儿是否缺氧,对于有宫缩的孕妇,往往在子宫底部加上另一个探头来测压力,通过这个探头来描记宫缩。

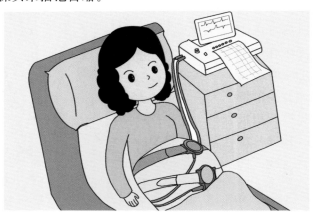

8.什么是胎动？什么时候开始数胎动？怎么数胎动？

胎动指孕妇感觉到肚子里孩子在动,存在主观性,没有客观的判断指标。胎动在妊娠期 18～20 周开始出现,有些体重比较轻、比较瘦、腹壁比较薄的初产妇或者经产妇可能会在 16 周左右就感觉到胎动。

胎动具体的自数方法如下:每天早、中、晚各抽出一个小时,一般建议是于早饭、中饭和晚饭来计数,每个小时都要大于 3 次。将 3 个小时胎动的总数相加乘以 4,即为 12 小时胎动,数值大于 30 次代表胎动正常。如果每个小时小于3 次,要在接下来的每一个小时重复计数,如果胎动仍然少,则应及时就诊。

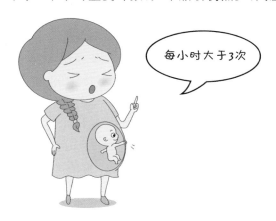

每小时大于3次

9.B 超提示胎盘位置低,那胎盘还能长回正常位置吗？

胎盘有可能长回去。正常妊娠时,胎盘位于子宫的前壁、后壁或侧壁,如果胎盘位于子宫下段,胎盘边缘达到或接近宫颈口,属于胎盘低置。大多数情况下,随着子宫的增大,低置的胎盘会逐渐上移。如果到了妊娠 28 周以后,胎盘的位置仍完全或部分覆盖宫颈口,就是完全性或部分性前置胎盘,如果仅仅是胎盘边缘到达宫颈口,则为边缘性前置胎盘,以上三种情况的胎盘是不能长回正常位置的,需要由医生进一步评估分娩方式。

10.胎盘早剥有哪些危险？

胎盘早剥的并发症会对母体和胎儿都造成危害:

(1)对母体的危害:母体发生凝血功能障碍,导致肾衰竭、子宫收缩乏力和产后出血等,极易引发难以止住的大出血而危及产妇生命。

（2）对胎儿的危害：会阻断胎儿的氧气和营养供应，导致早产或者胎死宫内、胎儿宫内窘迫等风险。

11.臀位胎儿一定要剖宫产吗？

臀位胎儿并不一定需要剖宫产。孕妇的生产方式受多方面因素的影响，分娩时即使胎儿是臀位，经医生充分评估胎儿大小、孕妇骨盆条件、全身状态，若没有绝对禁忌证，也可以先尝试经阴道生产，但要做好剖宫产的准备。在有难产史、臀位死产史或其他高危妊娠因素的情况下，不建议经阴道试产，应该首选剖宫产。

12.胎位不正怎么办？哪些情况可以做外倒转？

妊娠 30 周前大部分胎位不正可自行转为头先露，无需处理。若妊娠 30 周后仍为臀位或横位，应给予纠正，纠正的方法有胸膝卧位、针灸、激光照射或艾灸至阴穴、外倒转术。

但并非所有异常胎位均可实施外倒转术，施行此方法需严格掌握适应证和禁忌证。适应证包括：胎儿产科超声等检查结果正常，且为单胎妊娠；胎膜未破，有适量羊水；子宫无畸形。如果孕妇合并严重的肝、肾、心脏疾病，存在前置胎盘、骨盆狭窄、软产道疾病等特殊情况，则不适合行外倒转术。

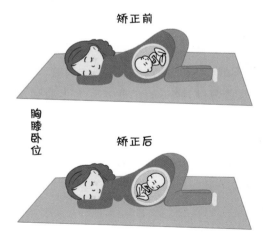

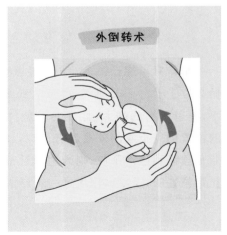

（赵淑萍　刘翼　谷嫦娟）

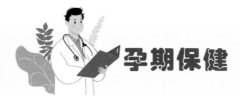

孕期保健

1.孕期吃了复合维生素,就不用补钙了吗?

孕期吃了复合维生素,如果孕妇自身营养平衡,通常不需要再补钙;如果孕妇有缺钙的表现,应及时就医,遵医嘱进行补钙。

2.孕期用不用一直补充叶酸?

叶酸能够预防新生儿神经管畸形,同时还可以补充身体缺乏的营养。但叶酸不需要一直吃,应在备孕前 3 个月开始服用,一直服用到怀孕后 3 个月为止,如果有叶酸缺乏症,及时服用叶酸能够缓解疾病症状。

3.孕期可以吃海鲜吗?

孕期可以适量食用海鲜。海鲜大多富含蛋白质,不饱和脂肪酸,钙、铁、锌、碘等微量元素,能够保持孕妇营养平衡,促进胎儿智力发育、防止缺钙、增强免疫力。孕妇可以多吃深海鱼类,但要谨慎食用金枪鱼、剑鱼,因为它们含汞量高。此外,螺类含有大量寄生虫和细菌,也应尽量避免食用。

4.孕期补碘应该怎么吃?

怀孕期间孕妇可以通过饮食补碘,可以多吃海藻类食物,常见紫菜、海带、加碘食盐等。如果饮食补碘无法达到要求,还可以在医生的指导下服用一些含碘药物,孕妇在补碘时一定要按需补充,不能盲目过量补碘。

5.孕期需要吃 DHA 吗?

正常情况下,怀孕 5 周以后就可以开始服用 DHA,在这个阶段,胎儿处于大脑发育最快的时期,也需要补充大量的 DHA。孕妇补充 DHA 能够帮助胎儿智力发育和视力发育,有益于孕妇的情绪稳定,降低产后抑郁症发生的可能性。

6.孕期产检都有什么项目?具体什么时间做什么样的检查?

(1)早孕期间:行超声检查,若看到宫腔内有胎囊、胎芽及胎心搏动,则确认为宫内活胎且排除宫外孕,此次检查比较重要。另外,需要做血常规、凝血功能、肝肾功能、血糖、甲功、病毒系列、尿常规等检查。

(2)12周:需经超声进行颈后透明带扫描(NT检测),目的是排除胎儿出现染色体异常的风险,如果NT增厚,需进行下一步产前诊断。

(3)16~20周:行唐氏综合征产前筛选检查(简称"唐筛")或无创DNA检查。

(4)22~23周,27~28周:分别进行2次超声检查,排除胎儿大畸形,如先天性心脏病等,28周之前完成糖耐量检测。

(5)28周以内:每4周进行一次产检。

(6)28~36周以内:每2周进行一次常规产检。

(7)37周以后:每周进行一次产检,主要了解胎儿生长发育、宫高、腹围情况,还有胎儿大小、胎方位、胎心搏动等。

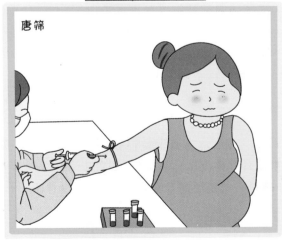

7.怎样做好孕期营养保健？

怀孕早期，由于妊娠反应，大部分孕妇会出现食欲缺乏，此时应吃清淡食物，少食多餐，少吃油腻食物，多吃些水果、蔬菜及大豆食品，每天保证充足的睡眠。怀孕早期应该口服叶酸，可以多吃些富含叶酸的食物，如动物肝脏、深绿色蔬菜。在怀孕中期，要适当增加富含蛋白质的食物，如鸡、鱼、瘦肉类，可以补充蛋白质和各种营养物质，有利于胎儿发育。怀孕晚期也要吃蛋白质含量比较高的食物，可以少吃米面类食物，这样体重不会增长得很快，也可以适当活动，每天散步、游泳或做体操，有利于控制体重增长和自然分娩。

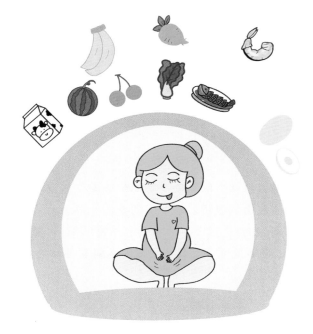

8.孕期如何管理体重？孕期体重增长多少算正常？

（1）要注意合理饮食，既要满足胎儿生长发育的需求，又不能造成营养过剩，要注意多吃蔬菜等膳食纤维丰富的食物。

（2）在孕期要适当活动，每天行走 5000～10000 步，或者每天至少进行一小时有氧活动，能够促进女性消耗体内多余的脂肪和糖类，避免体重过度增加。

（3）在孕前或孕后患有糖尿病的情况下，如果饮食和运动控制欠佳，就需要使用胰岛素来进行治疗。

孕期体重增长标准具有固定的计算方法,即孕前体重除以身高的平方。大多数孕妇孕期体重增长 10～15 千克,怀孕前三个月增长 2 千克左右,孕中期、孕晚期各增加 5～6 千克。

9.怀孕之后能不能看电脑和手机,需要穿防辐射服吗?

日常生活中,来自电脑、手机以及家用生活电器的辐射量较低,对母体及胎儿几乎没有伤害,因此没有必要穿防辐射服。

10.如何判断自己是否怀孕?

平时月经比较规律,有正常性生活且没有采取避孕措施的健康女性,若月经推迟一周左右,同时伴随恶心、呕吐、乏力、厌恶油腻食物、嗜睡、胸部胀痛等表现,考虑怀孕的可能,这些是大部分孕妇比较常见的早孕反应。可以到医院行尿妊娠试验或血 HCG 检查,或者自己用早孕试纸检测。若出现明显的两条红杠,说明怀孕可能性大。只有通过 B 超看到宫腔内存在卵黄囊和胎心搏动才能确定是宫内早孕。

11.孕期什么时候能同房?

一般怀孕中期是可以同房的。怀孕早期是胚胎生长发育的关键时期,受性生活的刺激后很可能会出现流产。怀孕晚期的胎儿具备一定的生机和活力,但是仍然不到出生时间,此时进行性生活会引起子宫收缩,可能会出现阴道排液、胎膜早破、阴道见红等早产征兆。因此,怀孕早期和怀孕晚期都不适合同房。怀孕中期胎儿发育比较稳定,此时可以同房。

12.孕期有哪些常见的心理问题?

一般来说,孕期常见的心理表现为矛盾、恐惧、焦虑及情绪不稳定等。

(1)矛盾心理:对于准妈妈来说,一方面对即将到来的孩子充满着期待,但另一方面又因各种原因对即将来临的分娩感到恐惧,害怕分娩不顺或胎儿不健康,还可能会对未来抚养问题或经济问题感到忧虑和紧张,导致情绪起伏不定。

(2)恐惧心理:多数产妇都会对即使到来的分娩感到恐惧,害怕阵痛,担心产程不顺,怕生产时大出血,担心生产时胎儿缺氧或发育异常,害怕暴露身体及失态等,总是处于恐惧之中。

(3)焦虑:很多孕妇会有紧张、焦虑情绪,甚至进入抑郁期。这主要是因为生活习惯发生变化,对胎儿的发育状态及生产过程充满未知,担心宝宝健康,担心自己越来越丑,担心自己不能面对生产的疼痛,不知道最后是要自然分娩还是剖宫产。面对这些未知,出现一系列焦虑、纠结心理。

(4)情绪不稳定:由于受到激素影响,孕妇心理变得敏感、脆弱,容易发脾气,自我否定等,此时需要丈夫和身边的亲人多理解、多体谅、多关注、多陪伴,多到户外散步,以缓解孕妇的紧张、焦虑情绪,以免长时间情绪低落,发生抑郁症。

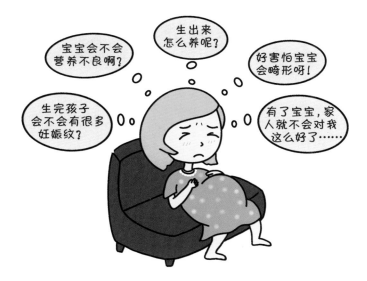

13.哪些情况下无法乘坐飞机?

在任何情况下,均不建议具有产科或内科合并症的孕妇乘机出行,其主要原因是乘机可能加重病情。机舱内的环境,如气压变化和较低的湿度,加上孕期的生理变化,可导致孕妇心率增快、血压升高、摄氧量明显下降。此外,如果长时间活动受限和环境湿度降低,还可能出现下肢水肿和静脉血栓等问题。如果没有产科或内科合并症,孕期偶尔乘机出行是安全的,孕妇乘机前,应向承运航空公司了解相关要求,并进行乘机前早产/分娩风险的专业评估。

14.妊娠期便秘严重怎么办?

随着子宫不断增大,孕晚期胎先露入盆,会压迫肠管。此外,肠蠕动及肠张力减弱,排空时间延长,水分被肠壁吸收,从而导致便秘。还有一部分孕妇,孕期补充微量元素会引起便秘。

缓解便秘的方法包括：

（1）养成每天排便的习惯，早上是肠蠕动最活跃的时段，因此每天起床后，饮一杯白开水，活动后排便，形成条件反射。

（2）平时注意多吃易消化、含纤维素多的蔬菜和水果，如芹菜、丝瓜、黄瓜、红薯、火龙果、西红柿等。主食吃全麦面粉，适量搭配粗粮。

（3）排除运动禁忌后，每天适当运动，如慢走、瑜伽、游泳等。

（4）每位孕妇对钙剂、铁剂等药物的反应不同，当服用一种药物发生便秘时，可以短期尝试不同种类药物，找到适合自己的药物类型。

（5）如果便秘严重，通过上述方法不能缓解，可以在医生指导下应用缓泻剂，如乳果糖口服液。

（刘翼　谷嫦娟）

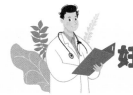

妊娠期、哺乳期用药与检查

1.孕妇甲状腺功能减退,能不能不用药物治疗?

甲状腺功能减退症是由于各种原因导致的低甲状腺激素血症或甲状腺激素抵抗而引起的全身性低代谢综合征。甲状腺激素是促进机体生长和发育的重要激素,大量研究表明,母体甲状腺激素水平与胎儿大脑发育密切相关,在脑发育的第一时期(妊娠1～20周)起关键作用,妊娠期甲减可损害子代的神经智力发育,增加流产、早产、低体重儿、死胎和妊娠期高血压等疾病的发生风险。因此,即使无症状,达到药物治疗标准也必须给予治疗。建议孕前或妊娠8周前进行甲状腺功能检查,发现甲减后在医生指导下尽早药物治疗,并定期进行监测,调整药物剂量,减少母婴并发症的发生。

2.在不知道怀孕的情况下做了胸部X线检查,孩子能留吗?

当接触的放射线量超过一定阈值后才会导致胎儿发生异常,在不同的孕周,影响胎儿的剂量阈值是50豪西弗,只要射线剂量不超过50豪西弗,就不会有损伤。一般胸部X线检查的放射线量大约为0.02毫西弗,远低于致畸量,因此即使怀孕期间做了这个检查,也可以继续妊娠。

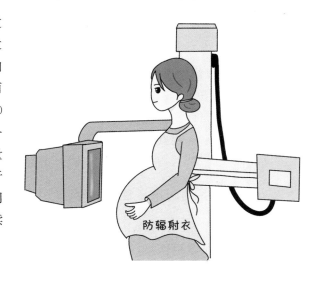

防辐射衣

3.孕期为什么要补充叶酸？孕前和孕期应该怎么应用？

叶酸是一种水溶性维生素，为人体细胞生长和增殖所必需，可用于治疗由叶酸缺乏引起的贫血，也是孕妇的营养素补充剂。围受孕期叶酸缺乏，会显著增加新生儿神经管缺陷的发生风险，因为母体叶酸水平不足可能引起胎儿神经管闭合障碍，导致神经管缺陷。此外，孕期叶酸缺乏还会增加流产、早产、死胎、巨幼细胞贫血、子痫前期等疾病的发生风险，而补充叶酸可降低流产等的风险。

无高危因素的妇女：建议从孕前3个月开始补充叶酸，每天服用一粒含0.4毫克或0.8毫克叶酸的复合维生素，直至妊娠满3个月。存在以下情况的妇女，可酌情增加补充剂量或延长孕前增补时间：①居住在北方地区，尤其北方农村地区。②新鲜蔬菜和水果摄入量小。③血液叶酸水平低。④备孕时间短。⑤发生过神经管畸形胎儿的育龄期女性每日叶酸补充剂量为5毫克。

4.孕期能打狂犬疫苗吗？

孕妇可以接种狂犬疫苗，此疫苗是暴露后预防的疫苗，属于灭活疫苗，安全性、有效性已经得到充分证实。狂犬病属于暴露后预防疾病，不能耽误。目前，其病死率仍然接近100％。因此，狂犬疫苗没有严格禁忌证，不论是怀孕、哺乳期、备孕女性，均可接种此疫苗。目前，有较多孕妇接种狂犬病疫苗的数据可证明接种后较安全，通常分娩的胎儿也较健康，与没有接种疫苗的孕妇相比没有较大区别。因此，如果孕妇发生狂犬病暴露，应及时到接种点接种狂犬疫苗。

5.如何选择产后胎膜排出不全的手术时间？

在分娩的时候发现胎膜组织残留，若出血多则当时就需要清宫。如果出血不多，子宫收缩好，一般是观察一周，可以给予促进宫缩的药物，加强母乳喂养，还有一些中药有促进恶露排出的作用，如益母草。严密监测恶露情况，若流血少，一般1周以后再复查B超。如果残留组织多，阴道流血不尽，药物治疗不能排除则应该及时清宫，避免晚期产后出血和感染。

6.产后哺乳期阴道干涩可以用激素类药物吗？

产后出现阴道干涩与以下因素有关：

（1）卵巢功能没有恢复，体内的雌激素水平比较低，可能会在性生活过程中感到阴道、外阴干涩。由于产后进行母乳喂养，一般不选择补充激素的药物来改善阴道、外阴的干涩，可以外用一些润滑剂来改善症状。月经逐渐规律之后，卵巢功能改善，产后外阴、阴道干涩也可以得到明显的缓解。

(2)有一些女性的阴道干涩与阴道炎症有关，最好到妇科门诊化验白带常规，确定致病菌后再应用对应的药物进行治疗。

7.发现怀孕后，有必要提前口服保胎药吗？

不需要，除非有先兆流产迹象并在医生指导下口服保胎药。怀孕初期尽量多休息，不要太过于劳累，如果有腹痛或阴道出血，及时去医院做检查，遵医嘱进行保胎。但如果怀孕后没有其他异常情况，就不用太担心，不要盲目吃药，注意营养均衡，按时做好产检即可。

8.麻醉对胎儿发育有影响吗？

长期或反复接触麻醉药会增加胎儿神经毒性的风险，特别是重复接触麻醉药或 3 小时以上的麻醉。但单次短暂的麻醉药接触并不会增加胎儿神经毒性风险。尚未发现麻醉药有致畸作用，且多项研究并未显示妊娠期间接受手术和麻醉的母亲所生婴儿的先天性缺陷增加。鉴于目前尚无有力证据表明在妊娠期间应避免使用任何特定的麻醉药，所以也不应该因为担心麻醉药物对胎儿的影响而推迟必要的手术。

9.哺乳期可以吃药吗？

大多数药物都可以在母乳喂养时使用。虽然大多数药物会通过母亲的血乳屏障进入乳汁并排出，但这个量通常非常小，不太可能对婴儿产生不良影响。以下一般注意事项对哺乳期女性有指导作用：

(1)可直接用于婴儿的药物通常是安全的，因为通过母乳传递给婴儿的剂量远低于治疗剂量。

(2)药物毒性风险在早产儿和患病婴儿中较高，但 6 月龄以上的婴儿较少发生。

(3)如果某种药物可用于有相应医疗需求的婴儿，则一般认为母亲在哺乳期间使用这种药物是安全的。

(4)母亲先哺乳再用药或在婴儿长时间睡眠前用药可最大限度减少药物对婴儿的影响。

(5)胰岛素或肝素等一般不用于口服的药物通常对母乳喂养婴儿没有

影响。

（6）为行影像学检查而使用碘造影剂或钆造影剂时，无需中断母乳喂养。但放射性药物对婴儿影响大，不建议哺乳期应用。

（7）部分药物会减少泌乳量，如多巴胺受体激动剂（如溴隐亭）、雌激素（如激素避孕药）。

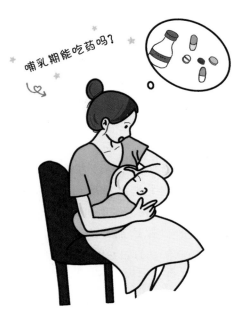

（韩爱卿　李华　李晓平　刘博　孙谦）

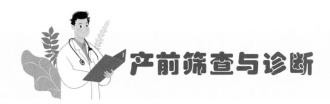

产前筛查与诊断

1.高龄孕妇应该注意什么?

高龄孕妇是指女性在预产期时年龄≥35周岁,由于年龄增大,在孕期面临的风险则比较多,高龄孕妇在孕期需要注意以下问题:

(1)需要定期产检,一定要按照标准流程进行常规产检,必要时增加产检次数。

(2)高龄孕妇随着年龄增长,发生胎儿染色体异常的概率增高。唐氏筛查无法得出准确的数值,所以不能进行唐氏筛查,建议做羊水穿刺行产前诊断。

(3)高龄孕妇发生胎儿畸形的风险增高,必须做胎儿系统超声以及胎儿心脏彩超进行排查。

(4)高龄孕妇发生妊娠期高血压和妊娠期糖尿病的概率增高,因此孕期要定期监测血压和血糖,建议除增加产检次数外还要进行妊娠期高血压筛查及糖尿病筛查,以做到早筛查、早预防、早干预、早治疗,降低妊娠期严重并发症及合并症的发生概率。

(5)胎儿在孕期所面临的各种风险及并发症的概率也较高,因此孕期要严密监测胎儿情况,防止发生宫内缺氧、早产、胎盘早剥、胎心消失等。

2.哪些人群适合做无创DNA检测？哪些人群不适合？

适合人群:①年龄＜35周岁,唐氏综合征筛查显示为临界风险;或要求直接做无创DNA。②具备羊水穿刺指征,但存在羊水穿刺禁忌,如先兆流产、发热、有出血倾向、感染未愈、母胎RH血型不合、胎盘前置状态等。③孕周错过唐氏筛查最佳时间,或错过常规产前诊断时机,但希望降低21三体综合征、18三体综合征、13三体综合征风险。

不适合人群:①有染色体异常胎儿分娩史。②夫妇一方有明确染色体异常。③孕妇1年内接受过异体输血、移植手术、细胞治疗或接受过免疫治疗等,可对无创DNA检查结果造成干扰。④影像学检查怀疑胎儿有微缺失或微重复综合征或其他染色体异常可能,如多个影像学筛查软指标阳性。⑤各种单基因病的高风险人群。

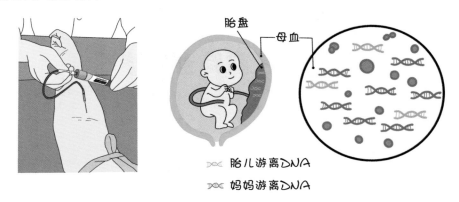

胎盘

母血

胎儿游离DNA

妈妈游离DNA

3.孕期应该做唐筛还是无创 DNA 检测?

无创 DNA 检测和唐氏筛查都是针对唐氏综合征的筛查方式。无创 DNA 检测比唐氏筛查检出率更高,适宜孕周更广,假阳性率更低,但费用也更高。因此,在选择筛查方法时,可以根据自身情况,结合以上两种方法的特点进行选择。如果孕妇没有任何高危因素(如高龄、分娩染色体异常患儿、夫妻一方染色体异常等),仅需要进行唐氏综合征的常规筛查,可以选择以上两种方法中的任何一种。如果采用无创 DNA 检查作为唐氏综合征的筛查手段,需要在孕 16～20 周行 B 超检查排除胎儿神经管畸形(如脑积水、脊柱裂等)。如果孕妈妈有较高的唐氏综合征风险,仍建议行产前诊断,当存在产前诊断禁忌证时,可考虑行无创 DNA 检测。无创 DNA 检测在孕 26 周前可以作为错过唐氏筛查的补救措施。

4.什么是 NT? NT 增厚怎么办?

NT 即颈项透明层,指胎儿颈后皮下组织液内液体积聚的厚度,反映在超声声像图上即为胎儿颈椎水平矢状切面上测量颈后皮肤至皮下软组织之间无回声层的最大厚度。

NT 检查是早孕期的一项超声筛查项目,在孕 11～13 周＋6 天时诊断效果最佳,是早期发现胎儿异常的一种有效的影像学方法,也可以称的上是一次畸形小排查。颈项透明层越厚,胎儿异常概率越大。孕期检查中,做 NT 检查很有必要,是排除胎儿异常的第一步。NT 增厚越明显,胎儿异常概率越大,异常程度也越严重。若孕早期 NT 异常,应进行进一步检查,如进行相关染色体检查等,若染色体核型正常,还需要密切追踪观察,排除先天性心脏发育异常及其他结构异常。具体相关检查需到产前诊断门诊详细咨询。

5.哪些孕妇需要做产前诊断?

产前诊断是指通过绒毛穿刺、羊水穿刺、脐血穿刺进行胎儿细胞遗传学和分子生物学分析,明确胎儿有无染色体数目、结构异常以及部分基因缺陷。产前诊断是有创操作,具有高危因素的孕产妇才需要做产前诊断,普通孕产妇不需要做产前诊断。需要做产前诊断的具体人群包括:

(1)孕妇的年龄≥35周岁。

(2)孕妇曾经生育过染色体异常的患儿。

(3)夫妇一方为染色体结构异常携带者。

(4)孕妇曾经生育过单基因病患儿或遗传性代谢病患儿。

(5)唐氏筛查或无创 DNA 筛查结果为高风险的孕妇。

(6)系统 B 超检查发现多个超声软指标异常。具体要与有资质的产前诊断医生充分沟通后决定。

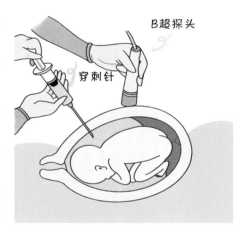

6.以前有过两次胚胎停育史,本次妊娠是否需要做羊水穿刺来检查胎儿染色体?

引起胚胎停育的原因很多,主要包括:①胚胎染色体异常因素。②母体生殖道解剖异常因素。③内分泌因素。④自身免疫性疾病,如抗磷脂综合征。⑤感染因素。⑥男方因素。此外,还有一些不明原因也会造成胚胎停育。

既往有两次胚胎停育史,再次怀孕前夫妇双方要到优生门诊或复发性流产门诊做详细的备孕检查,从简单检查到复杂检查,逐一查找原因,进行优生指导,必要时做夫妇双方的染色体检查。再次怀孕后应做综合分析,还要有指征地进行羊水穿刺,检查胎儿染色体,如果没有指征,不建议常规羊水穿刺检查胎儿染色体。

(韩爱卿　李华　李晓平　刘博　孙谦)

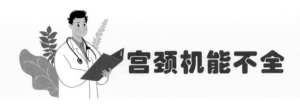

宫颈机能不全

1.宫颈机能不全者怀孕后都需要绝对卧床吗?

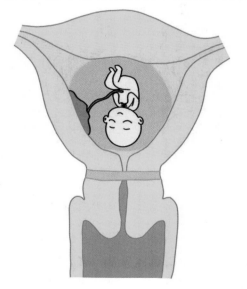

宫颈机能不全者怀孕后是否需要绝对卧床保胎需根据病情而定。有自发性早产或可能宫颈机能不全病史的女性,若其妊娠 24 周前的宫颈长度≤25 毫米,建议行预防性宫颈环扎术,术后需卧床休息一段时间,待病情稳定后可适当活动。病史提示可能有宫颈机能不全,但尚不具备行预防性环扎手术指征的患者,可考虑以超声监测宫颈长度为主的保守治疗,建议适当卧床休息或减少体力活动,尤其是重体力劳动者、久站者或经常负重者。另外,自妊娠 16 周起,或从既往最早流产孕周至少 2 周前开始,每 1～2 周连续行经阴道超声检查监测宫颈管长度变化,当确诊为宫颈机能不全时,应立即行紧急宫颈环扎术,环扎术后遵医嘱适当卧床休息或减少体力活动。

2.宫颈环扎术后多久可以下床?

宫颈环扎术后需要观察是否有下腹坠痛的感觉以及阴道流血情况,动态观察宫颈是否有逐渐缩短的趋势,卧床的时间根据具体病情而定。术后 2 周建议卧床休息,术后 1～2 周进行 B 超检查,若发现宫颈管长度较术前有所增加,无明显腹痛、阴道流血等不适,可以适当下床进行活动,但不建议次数过多、时间过长。

3.反复流产、宫颈机能不全的患者孕前应注意什么?

(1)对反复流产者,孕前要详细了解病史并进行体格检查,注意有无全身性疾病,如甲状腺功能低下或亢进、糖尿病,有无急性传染病、高热、重度贫血、营养不良、精神创伤等,同时积极治疗阴道炎症。

(2)对反复流产、宫颈机能不全的患者,应该在妊娠前或孕期施行宫颈环扎术,孕前早期进行干预。

4.孕中期发生无痛性流产后,多长时间可以怀孕,怀孕前有没有预防措施,宫颈环扎有风险吗?

(1)对于出现过一次及以上孕中期无痛性流产的患者,建议两次妊娠间隔至少半年以上,孕前检查尿常规、白带常规、阴道分泌物培养及药敏试验,发现任何感染均应先行治疗。

(2)孕前系统查体,明确存在"宫颈机能不全"者可于怀孕前或孕期行宫颈环扎术。无论孕前还是孕期行宫颈环扎术都不会对胎儿发育造成明显影响,宫颈环扎术可能会导致胎膜早破、绒毛膜羊膜炎、子宫内膜炎、流产、缝线移位等并发症,但对宫颈机能不全的患者来说,宫颈环扎术利远大于弊。

(韩爱卿　李华　李晓平　刘博　孙谦)

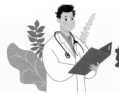

妊娠并发症及合并症

1.早孕反应太严重怎么办？什么情况下需要住院补液？

早孕反应是一种正常生理现象，一般在怀孕 6 周左右出现，怀孕 3 个月左右会自行消失或减轻。少部分人恶心、呕吐严重，不能进食，从而导致体液丢失，使电解质紊乱、酸碱平衡失调，体重下降明显。这时就需要及时就医，查尿常规、肝肾功能以及血生化等了解病情，确定是否出现酸中毒以及电解质紊乱等情况，若有应及时住院、补液治疗。

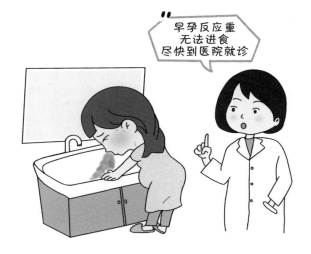

2.血压高产妇一定要行剖宫产吗？

不一定。怀孕后需密切关注血压变化，如果血压≥150/100 毫米汞柱，需要药物治疗，及时口服降压药，把血压控制在合适范围内，若未出现蛋白尿、头痛、头晕等相关症状，病情稳定，无产科剖宫产指征（巨大儿、骨盆狭窄、胎儿宫内窘迫），可以经阴道分娩。因此，在备孕前、孕期应及时关注血压，血压稳定是关键。如病情危急，出现头痛、头晕、眼花、抽搐等子痫症状，应及时就医，根据病情，及时选择剖宫产结束妊娠。

3.孕晚期如何预防早产？

满 28 周至不满 37 周的分娩为早产。有以下几种预防早产的方法：

（1）预防胎膜早破：积极治疗泌尿生殖道炎症，孕晚期节制性生活。

（2）做好孕前体检：控制基础疾病，排除子宫发育异常（子宫纵隔、双角子宫、单角子宫等）。

（3）孕期积极治疗合并症及并发症（妊高症、妊娠期肝内淤积症、妊娠合并心脏病、多胎妊娠、羊水过多、前置胎盘、胎盘早剥）。

（4）既往有中孕流产史，宫颈内口松弛者，在 14～16 周行宫颈环扎。

4.诊断为妊娠期糖尿病该怎么办？

妊娠期糖尿病：怀孕 24 周后行糖耐量试验，分别测三次血糖，达到以下任意一项标准，即可诊断为妊娠期糖尿病：①空腹血糖≥5.1 mmol/L。②1 小时血糖≥10.0 mmol/L。③2 小时血糖≥8.5 mmol/L。确诊了妊娠期糖尿病的孕妇不要惊慌，要积极配合医生和家人一起管理好自己的饮食和运动，控制好体重。应注意膳食多样化、少食多餐、定时定量，合理控制总热量，避免不规律进食、暴饮暴食。如果通过上述措施无法将血糖控制在合理范围，就需要在医生的指导下应用胰岛素治疗。

5.怎样预防妊娠期糖尿病？

孕前做好体检，确定有无糖尿病家族史、血糖是否正常、体重是否超标；孕期管理好自己的体重，定期产检，注意高蛋白、低糖低脂、低盐饮食，孕期体重在合理区间增长。还需注意适当运动，坚持合理膳食，防止造成血糖波动，如果仅通过饮食控制血糖

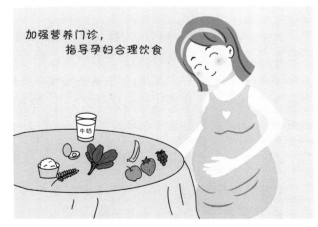

不理想,需要到内科糖尿病专科会诊,给予胰岛素治疗,定期产检,密切注意胎儿生长发育。

6.孕期甲减有什么影响吗?

妊娠期甲状腺功能减退可损害后代的神经智力发育,增加早产、流产、低体重儿、死胎和妊娠期高血压、妊娠期糖尿病等风险。临床甲减与母体及胎儿不良结局关系明确。因此,应在妊娠 8 周以前进行甲功筛查,最好在妊娠前进行筛查,以排除甲状腺疾病,进而保护妇女和儿童的身体健康。

7.初产产后出血,二胎也一定发生产后出血吗?

不一定。需要对初产产后出血的病因加以明确,如果是由于孕妇自身合并凝血功能异常的相关疾病如肝肾功能异常、血液病、血小板减少等,再次怀孕后仍存在,或者病情不稳定,仍有再次发生产后出血的可能。但如果是产科软产道裂伤、宫缩乏力、胎盘因素造成的产后出血,而这次妊娠不存在这些因素,发生概率会降低,所以要加强孕期、产时的管理。

8.高龄产妇会有哪些风险?

临床上,将分娩时年龄≥35 周岁的孕妇称为高龄孕产妇。高龄产妇容易合并高血压、糖尿病,容易发生一系列并发症,危及母儿生命安全;高龄产妇子宫收缩力差,容易并发出血多、宫缩乏力、产程延长、产程停滞等,羊水栓塞的发病率也会增加,会严重影响孕产妇和婴儿的生命安全。

9.哪些人易怀双胎?

通常,有相关家族基因的人群易怀双胎,因为双胎妊娠与基因遗传存在一定关系,如母系亲属中妈妈、姥姥辈有双胎妊娠的前例。此外,因为女性通常为左右卵巢按月交替排卵,因此,如果备孕期间口服促排卵药物,导致有多个卵子同时排出,也会增加双胎妊娠的概率。另外,随着辅助生殖技术(如试管婴儿)的成熟,人为的双胎妊娠也越来越多。

10.双胎妊娠有哪些不良影响?

双胎妊娠属于高危妊娠,容易引起妊娠期高血压疾病、妊娠期肝内胆汁淤积综合征、贫血、羊水过多、胎膜早破、早产、产后出血、胎儿发育异常等并发症。

另外,单绒毛膜双胎还可能引起双胎输血综合征、选择性生长受限等特殊并发症。因此,单次妊娠中也不是怀的宝宝越多越好。

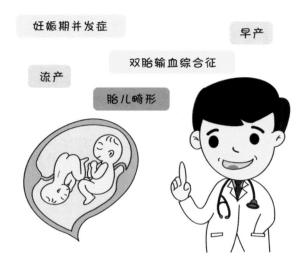

11.双胎妊娠何时终止妊娠合适?

目前,国内的专家建议,对于无并发症和合并症的双绒毛膜性双胎(异卵双胎和部分同卵双胎),可规律产检,待产至 38 周时考虑终止,最晚不应晚于 39 周。对于无并发症和合并症的单绒毛膜双羊膜囊双胎(同卵双胎),可在医生的严密监测下至 35～37 周分娩。单绒毛膜单羊膜囊双胎建议于 32～34 周分娩,复杂性双胎,如双胎输血综合征、选择性胎儿生长受限、一胎无心畸形、贫血多血质序列征等则需要结合每个孕妇及胎儿的具体情况制定个体化的分娩方案。

12.妊娠期高血压在产后会消失吗?

随着分娩结束,多数患者的产后血压会逐渐恢复至正常范围。但是也有少部分女性血压在产后 3 个月仍然不能恢复正常,会发展成慢性高血压。因此,妊娠期高血压患者在产后也需要密切关注血压情况。

13.为什么孕妇易患仰卧位低血压? 如何预防仰卧位低血压?

妊娠期间,随着胎儿不断增大,仰卧时,增大的子宫压迫下腔静脉,使盆腔和下腔静脉的血液回流受阻,到达心脏的血液骤减,导致心排血量迅速下降,血压随之降低,这是孕妇发生仰卧位低血压的主要原因。

仰卧位低血压可以从以下几个方面进行预防：

（1）对已发生过仰卧位低血压或有低血压病史的孕妇，要重点保护。

（2）坚持在睡觉时取左侧卧位或取右侧卧位，使腰椎前弯度减少。

（3）睡觉前应避免过多出汗、过食甜食、过于劳累，活动后不宜立即卧床，更不宜仰卧。

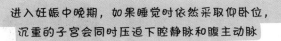

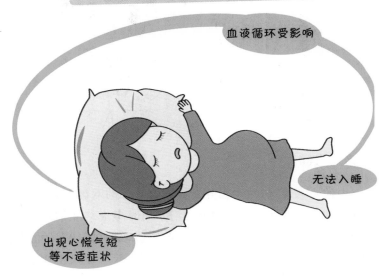

14.哪些因素会导致早产？

导致早产的原因有很多，主要包括以下几方面：

（1）母体因素：合并先兆子痫（妊娠期高血压）、慢性内科疾病（如心脏病或肾病）、感染（如 B 组链球菌尿路感染、阴道感染、胎儿/胎盘组织感染）、吸毒、子宫结构异常、宫颈功能不全、年龄小于 17 岁或大于 35 岁等。

（2）涉及怀孕的因素：胎盘功能异常或下降、前置胎盘、胎盘早剥、胎膜早破、羊水过多。

（3）涉及胎儿的因素：胎儿宫内窘迫、多胎妊娠（双胞胎、多胞胎）等。

15.如何预防早产？

（1）定期产检：怀孕后及时到医院做好检查，告知医生自身身体状况，包括病史、服药史等。如果有早产史或出现类似早产的体征,可以增加监测频率。

(2)健康的生活方式:睡眠要充足,保证良好的休息,避免劳累和外界刺激,放松心情,减少压力,同时要注意均衡饮食,远离不良习惯。

(3)积极治疗并发症:对于合并高血压、糖尿病的孕妇,需要进行积极的治疗,否则会因病情加重导致医源性早产。

(4)宫颈环扎:在妊娠期,如果怀疑宫颈机能不全,孕前或孕期需进行宫颈环扎。

16.如何预防过期妊娠?

妊娠达到或超过 42 周,称为过期妊娠,其发生率占妊娠总数的 $5\%\sim12\%$。在备孕期,要仔细记录月经周期,为怀孕时准确推算预产期做准备。孕期要定时产检,在怀孕停经后需根据超声结果核对好末次月经及孕产期,并且,整个孕期都要定期规范产检。注意分娩征兆(规律宫缩、见红、破水),若超过预产期一周还没有分娩征兆,应及时就医,由医生评估患者的实际情况,确定分娩方式。

17.哪些原因能导致妊娠期血压升高?

导致妊娠期血压升高的原因有很多,主要包括以下几个方面:

(1)年龄:年龄大的孕妇患妊娠期高血压的风险比较高,适龄生育可以在一定程度上预防妊娠期高血压。

(2)子痫前期病史、慢性高血压、慢性肾炎、糖尿病或遗传性血栓形成倾向、初次产检时体重指数≥35、子痫前期家族史(母亲或姐妹)、本次妊娠为多胎妊娠、妊娠间隔＞10 年、早孕基础血压≥130/80 毫米汞柱、孕妇本身合并抗磷脂抗体综合征、系统性红斑狼疮、易栓症、辅助生殖技术受孕等是导致高血压的常见因素。

(3)压力大和心情焦虑。

(4)遗传因素:如果孕妇有妊娠期高血压家族史,那么自己妊娠期血压升高的风险也比较大,遗传因素是无法避免的,但也可以通过改变生活方式来努力调控。

(5)肥胖。

18.如何预防妊娠期高血压?

(1)注意既往疾病史:如果曾有肾炎史、高血压史,或者以往患过妊娠期高血压,再次妊娠的再发风险增加,应及时将详细情况告诉医生,以接受专业的指导。对于母亲及姐妹有妊娠期高血压病史的孕妇,则属高危人群,应该加强对孕期血压的管理。

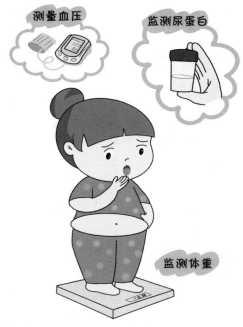

测量血压

监测尿蛋白

监测体重

(2)注意休息和营养:有高危因素者应该保证足够的休息。适度增加左侧卧位,左侧卧位不仅能增加肾血流量,改善肾功能,同时还可以降低机体对血管紧张素Ⅱ的敏感性,从而降低血压。孕期要保持对蛋白质、多种维生素、叶酸、铁剂的补充;同时要注意清淡饮食,尽量避免食用腌制食品或其他具有强烈刺激性的食物,以保证孕妇和胎儿的健康。

(3)控制体重:孕前肥胖和孕期体重增长过快是发生子痫前期的高危因素。

(4)定期产检很重要:孕早期关注基础血压,孕期注意血压变化,血压增高时及时配合大夫进行药物治疗,适时终止妊娠。

19.什么时候检查是否患有妊娠期糖尿病最合适?

(1)首次产前检查时可测量空腹血糖或随机血糖,明确是否存在孕前糖尿病情况。

(2)在妊娠24～28周时,喝糖水进行糖耐量实验,达到或超过诊断标准即诊断为妊娠期糖尿病。

20.妊娠期糖尿病对胎儿有什么影响?

(1)对胎儿来说,妊娠早期高血糖易引起胎儿发育畸形、流产、死胎等,妊娠中晚期高血糖易导致巨大儿、早产、胎膜早破,顺产时导致产伤风险高。

(2)妊娠期糖尿病还会增加刚出生宝宝发生呼吸窘迫综合征、低血糖及黄疸的风险,增加宝宝长大后肥胖及患2型糖尿病的风险。

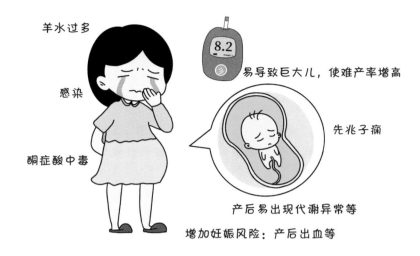

21.孕妇高度近视可以顺产吗?

可以。高度近视的孕妇,怀孕期间应去眼科就诊,进行眼底检查,如果没有发现视网膜的"变性区"或"裂孔",就不用担心是否会发生视网膜脱离。即使发现了"变性区"或"裂孔",也可以进行预防性眼底激光治疗,彻底杜绝视网膜脱离的隐患。在排除了产科相关绝对禁忌证,如胎儿因素(巨大胎儿、脐带重度绕颈、窒息或窘迫等)或产妇因素(高龄、合并基础疾病等)后,应当鼓励顺产。

22.孕期诊断为乙型病毒性肝炎,产后可以母乳喂养吗?

可以。虽然乙肝表面抗原阳性孕妇的乳汁存在病毒,但母乳喂养不增加额外的乙肝病毒母婴传播风险,这与新生儿出生后立即接受免疫预防有关,也可能与母乳能与乙肝表面抗原结合有关。新生儿出生后 12 小时内已完成免疫预防,具有免疫力,无论孕妇乙型肝炎 e 抗原是阳性还是阴性,都应鼓励母乳喂养,且在预防接种前就可以开始哺乳。孕妇妊娠期抗病毒预防治疗,产后立即停药者也鼓励母乳喂养。

23.什么是高危妊娠,高危妊娠需要注意什么?

高危妊娠是指对孕产妇及胎儿有较高危险性,可能导致难产及母婴性命安全的妊娠。

高危妊娠需要注意以下各方面:在备孕前,做好孕前查体,排除母体肥胖、高血压、糖尿病、甲状腺疾病等高危因素,保持正常体重,适龄妊娠;孕期加强检查及监护,合理饮食,防止体重增长过快,预防妊娠期糖尿病、妊娠期高血压;注意妊娠并发症,如前置胎盘、胎盘早剥、羊水过多、羊水过少等相关并发症;加强高危妊娠的孕期管理。

24.为什么要重视孕期贫血?

孕期贫血以缺铁性贫血为多见,由于孕妇对铁的需求量增加,而饮食当中铁的摄入量不能满足机体的需求量,从而导致缺铁性贫血。但无论何种类型的贫血,都会对母儿造成严重的危害。如果孕妇仅仅是轻度贫血,可能危害比较小,但如果贫血得不到纠正和治疗,继续加重至中重度贫血时,则会出现较严重的后果。首先,对于贫血的孕妇来说,其本身对分娩、手术及麻醉的耐受能力差,而重度贫血又可使心肌缺氧而致贫血性心脏病,且贫血本身对失血的耐受能力差,分娩时易出现失血性休克,贫血也会导致身体免疫能力下降,易并发产褥感染。其次,对于胎儿来说,孕妇发生中重度贫血时,经胎盘供氧和营养物质均不足以满足胎儿生长所需,易出现胎儿生长受限、胎儿贫血、胎儿宫内窘迫,甚至死胎。因此,当发现贫血后,一定要积极治疗。

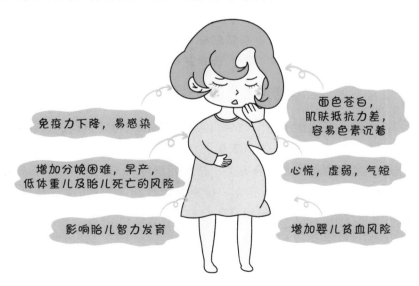

免疫力下降,易感染

面色苍白,肌肤抵抗力差,容易色素沉着

增加分娩困难,早产,低体重儿及胎儿死亡的风险

心慌,虚弱,气短

影响胎儿智力发育

增加婴儿贫血风险

25.孕期水肿正常吗?

孕妇在整个妊娠期间均有可能会出现水肿,尤其是双下肢水肿。而大部分孕妇的水肿较轻,休息后或轻抬下肢就能缓解,属于生理性水肿。原因是孕期

孕激素和雌激素水平升高会引起组织水分潴留，导致水肿。另外，孕妇的血容量会增加40％左右，增大的子宫压迫下腔静脉，造成静脉回流受阻也会加重水肿的发生。此外，还有病理性情况，如妊娠合并心脏病、妊娠期高血压、肾脏疾病、肝脏疾病、贫血、低蛋白等，都可能造成水肿加重。病理性水肿应及时就诊，尽早治疗。

26.哪些原因会导致母儿血型不合？

母儿血型不合是指母亲和胎儿因血型不合引起血型抗原免疫所致的胎儿溶血性疾病，ABO溶血病多见，其次为RH溶血病。ABO溶血病多见于母亲为O型血，胎儿为A型血或B型血。O型血母亲受到A型或者B型抗原刺激后产生抗体，抗体通过胎盘进入胎儿体内，导致新生儿溶血病或者怀孕期间流产。

27.如何治疗母儿血型不合并发新生儿核黄疸？

O型血的孕妇体内会产生IgG抗A、抗B抗体，这些抗体可以通过胎盘进入胎儿体内，如胎儿为非O血型，则出生后红细胞会被破坏而引起溶血。血型不合溶血性黄疸多发生于出生后2～3天，首先出现在脸部，随后出现在四肢和躯干，最后波及手心、足底，严重时可导致核黄疸。治疗方法有：①药物治疗：加速胆红素的正常代谢和排泄，或者阻止胆红素在肠道吸收。②光照疗法：光照后，间接胆红素可氧化分解为水溶性产物，从胆汁和尿液中排出，每天照射8～12小时，溶血患儿可持续照射96小时。③换血疗法：机械性地除去胆红素、致敏红细胞和抗体，保守治疗无效时可给予换血疗法。

（黄艳红　路银利　江洪　高倩倩　吴春丽　于沙沙　于小梅）

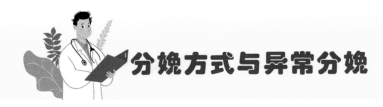

分娩方式与异常分娩

1.瘢痕子宫一定要剖宫产吗?

随着我国生育政策的放开,由于既往剖宫产术率过高,导致有剖宫产史的母亲在再次妊娠临近分娩时,会不可避免地面对分娩方式选择的窘境,是再次进行剖宫产还是尝试顺产? 准妈妈在决定经阴试产前,应由医生充分评估如下信息:初次剖宫产术是由于胎儿因素(如孩子宫内缺氧)还是母体因素(如相对性头盆不称、软产道异常)进行的手术,宫口打开的情况如何,前次剖宫产术手术时机(是择期、急诊还是顺转剖),子宫切口缝合方式是什么(如子宫下段横切口剖宫产术最适合再次经阴试产),是否有术后并发症(如子宫切口撕裂、产后出血或者感染等)。如评估条件允许、2 次分娩间隔≥18 个月,可以考虑经阴试产。

如果存在子宫破裂病史、2 次以上剖宫产术、高位纵切口的古典式剖宫产术、术中倒"T"或"J"形切口、广泛子宫底部手术、子宫下段纵切口(以上信息可咨询自己前次手术的医师),或者分娩的助产机构不具备开展急诊剖宫产术条件者,则应避免剖宫产术后经阴试产。另外,即使选择了剖宫产术后经阴试产,在经阴试产过程中,如产程出现异常,应放平心态,听从医师建议,放宽剖宫产术指征,不可贸然坚持试产到底。

2.哪些原因会导致胎儿急性缺氧?

胎儿急性缺氧是因孕妇与宝宝之间血氧运输与交换发生障碍或脐带血液循环障碍所致,通常有以下这些因素:

(1)胎盘异常,如胎盘附着位置异常(如前置胎盘)、胎盘早剥。

(2)脐带异常,如脐带绕颈过紧、脐带真结、脐带扭转、脐带脱垂、脐带血肿、脐带过长或过短、脐带附着于胎膜(脐带帆状附着)等。

(3)母体方面存在严重的血液循环障碍,导致胎盘血供不足,如孕妇发生休克等。

(4)产程中宫缩过强,宫腔压过高,孕妇的血长时间无法进入胎盘。

(5)孕妇使用麻醉镇静药物,导致呼吸抑制等。

3.哪些原因会导致胎儿慢性缺氧?

胎儿慢性缺氧主要发生于妊娠晚期,通常由以下因素导致:

(1)孕妇血液里氧气不足,如母体合并先天性心脏病、心功能异常、肺部疾患、重度贫血等。

(2)胎盘里血管异常,如硬化、狭窄、梗死,导致胎盘内血液不足,如孕妇罹患妊娠期高血压疾病、慢性肾炎、糖尿病、过期妊娠,导致胎盘功能减退等。

(3)宝宝自身存在异常,如严重的心血管疾病、胎儿畸形、母儿血型不合、胎儿宫内感染、颅内出血等。胎动减少是胎儿缺氧的主要表现,因此孕妇们应高度警惕宝宝胎动异常。

4.如何知道胎儿是否有缺氧?

胎儿缺氧会向孕妇发出信号,若出现以下症状,需要提高警惕。

(1)胎动异常:胎动是胎儿出现缺氧问题的最直接表现。怀孕中晚期,孕妇会明显感受到胎儿在肚中的活动。一般情况下,胎动是有规律的,胎儿往往会在某一个特定的时间比较活跃。好动的宝宝胎动比较频繁,安静的宝宝胎动比较少。但是,如果发现胎动突然增加或突然减少,甚至消失,或许是胎儿缺氧的表现,一定要去医院检查。

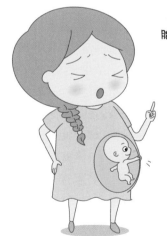

注意掌握
胎动的规律

(2)胎心异常:好多孕妇都会自己听诊胎心,胎儿的正常胎心率是每分钟110～160次,如果多次测量所得数据均不在这个范围中,就要注意宝宝是不是缺氧了。

5.哪些原因可能引起巨大儿?

引起巨大儿的原因主要包括以下几个方面:父母的基因和身材等遗传因素

影响;准妈妈在怀孕前就超重或肥胖;怀孕后不断增加营养摄入,体重飙升;孕妈妈怀孕前或怀孕中期被诊断为糖尿病;高龄产妇、分娩孕周太迟等。

6.如何预防巨大儿发生?

(1)按要求产检:发现怀孕后,建立孕产妇保健档案,在医生的指导下规律产检。医生会根据产检结果,评估孕妇是否健康以及胎儿的发育情况,尽早进行指导,减少巨大儿的出生。

(2)控制孕期体重:超重或肥胖的准妈妈应在孕前减重到正常范围,同时在孕期严格控制体重。

(3)孕期合理营养:注意叶酸、铁、优质蛋白以及维生素的摄入,减少高热量、高脂肪、高糖食物的摄入。

(4)适当运动:除了一些特殊疾病外,大多数的活动和运动对于孕妇而言都是安全且有帮助的。孕妈在孕中晚期应每天进行30分钟中等强度的活动,如快走、游泳、打球、跳舞、孕妇瑜伽等。孕妇可根据自己的情况量力而行,循序渐进。

7.剖宫产术后多久能要二胎?

对于这个问题,目前还没有绝对的说法。国外很多研究显示,剖宫产后至少6个月才能再次尝试怀孕。与国外的医生相比,中国的医生在这个问题上更为谨慎,大多数专家建议剖宫产后2年再怀孕,但也有专家认为剖宫产后12~18个月即可怀孕。剖宫产术后不仅腹部皮肤有瘢痕,子宫上也有瘢痕,瘢痕愈合需要一定的时间。孕期胎儿的发育使子宫不断增大,子宫壁变薄,尤其是剖宫产手术刀口处是结缔组织,缺乏弹性,若过早怀孕,新鲜的瘢痕容易在妊娠末期或分娩过程中胀破,造成腹腔大出血,甚至威胁生命。一般认为2年左右瘢痕愈合最好,瘢痕的纤维化也是最好的。因此,剖宫产建议2年以后再考虑二胎,而且在备孕时要进行常规的妇产科检查,判断瘢痕的愈合情况,有无憩室存在。如果有憩室存在,要看憩室的位置和大小,以防二胎时出现子宫破裂等严重问题。如果一胎剖宫产的孕产妇没有好好避孕,2年内又怀二胎,需要尽快到医院评估是否能够继续妊娠。能够继续妊娠者孕期需要按时产检,保证孕期安全,直至分娩。

8.第一胎剖宫产,第二胎可以顺产吗?

虽然剖宫产后阴道试产有相对适应证和禁忌证,但其风险和收益应针对每一个孕妇的具体情况进行评估。例如,巨大儿、2次剖宫产史的孕妇可能会降低试产的成功率,但并不是绝对禁忌证,如果孕妇顺产的意愿很强烈,还需要医生进行判定,孕期和临产后要动态评估,分娩期需加强监护。

若一胎剖宫产,二胎可以尝试顺产的条件包括:孕妇及家属有阴道分娩意愿;既往有一次子宫下段横切口剖宫产史,且前次剖宫产手术顺利,切口无延裂,如期恢复,无晚期产后出血、产后感染等;除剖宫产切口外,子宫无其他手术瘢痕;胎儿为头位;不存在前次剖宫产指征,也未出现新的剖宫产指征;2次分娩间隔≥18个月(也有专家建议2年);B超检查子宫前壁下段肌层连续;估计胎儿体重不足4000克。

9.若未到预产期,可以滴缩宫素(催产针)催产吗?

可以。但是在滴缩宫素催产之前,要全面评估母胎状况,确认催产指征并排除阴道分娩禁忌证。催产前确认孕妇孕周正确,回顾孕妇病史以确定分娩中是否存在潜在风险;评估子宫颈成熟度,确定是否需要促子宫颈成熟;胎心监护评估胎儿宫内状态;超声检查胎先露、估计胎儿体重;实验室筛查确定孕妇血红蛋白、血型以及是否患有感染性疾病等。另外,催产前与孕妇充分讨论催产指征和替代方案、计划用药和操作方法,以及剖宫产的可能性,取得孕妇的知情同意。催产期间由富有经验的医护人员进行缩宫素的调节及观察,并进行宫缩、胎心、心率、血压等监测。定期内诊评估宫口扩张情况,出现子宫过度收缩或胎心率改变时及时调整缩宫素剂量或停用缩宫素。

10.孕妇妊娠晚期突发剧烈腹痛,伴阴道流血,应该警惕什么?

怀孕晚期,如果出现突发性腹痛和阴道流血,不要想当然以为是宫缩,而是应该马上去医院,警惕"胎盘早剥"的可能性。正常情况下,胎盘是紧紧吸附在子宫壁上的,它是胎儿在母体内获得营养的重要枢纽,也是母体与胎儿间进行物质交换的器官,是胎儿的生命之源。如果胎儿还没有出生,胎盘就已经部分或全部从子宫壁上剥离下来,便称为"胎盘早剥"。特别是胎盘隐性剥离时,内出血急剧增多,血液甚至可以穿透子宫肌层浸入浆膜层,造成子宫胎盘卒中,整个子宫都会变成青紫色,严重时甚至子宫不保。对于胎儿来说,氧气和必需营养得不到补充,轻则导致胎儿宫内窘迫,重则导致死胎、早产。

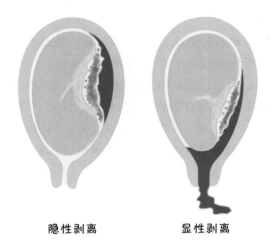

隐性剥离   显性剥离

11.怎么识别产兆？

产兆是即将分娩的征象，主要表现为以下几点：

（1）腹部落空感：即胎儿已经入盆，整体腹部感觉比较轻松。

（2）见红：说明胎头可能下降，引起胎膜局部毛细血管破裂，分泌少量血液。

（3）腹痛：这种腹痛可以是规律性的腹痛，也可以是不规律性的腹痛，但往往都会有明确的疼痛感，而且感觉到肚子发紧、发硬，即宫缩。当出现这些症状时，要做好一定的准备，必要时去医院进行检查。

12.自然分娩的好处是什么？

（1）对孕妇的好处：自然分娩创伤少、出血少、感染风险小、产后恢复时间短；当天就可以下地走动，3～5天就可以出院；花费相对较低；二次分娩有优势，与剖宫产相比，再次妊娠时风险比较小。

（2）对胎儿的好处：在出生过程中，吸进羊水的概率小，较少引起胎儿窒息、肺炎、肺出血等；经产道挤压，可促进胎儿发育，提升心肺功能，增强免疫力；皮肤和末梢神经的敏感性相对较强，为日后身心协调发育打下了良好的基础。

13.有哪些促进自然分娩的方法？

（1）选择合适年龄分娩：大多数医学专家认为，女性生育的最佳年龄是25～29岁，处于这一年龄段的女性，顺产可能性较大。随着年龄的增加，妊娠与分娩的危险系数升高。

（2）孕期体操：孕期体操不但有利于控制孕期体重，还有利于顺利分娩。体操锻炼可以增加腹肌、腰背肌和骨盆底肌肉的张力和弹性，使关节、韧带松弛柔软，有助于分娩时肌肉放松，减少了产道的阻力，使胎儿能较快地通过产道。孕期体操可缓解准妈妈的疲劳感和压力，增强自然分娩的信心。

（3）定时做产前检查：目的是查看胎儿发育和孕妇健康情况，以便于早期发现问题，及早纠正和治疗。

（4）矫正胎位：通常，对于在孕 7 个月前发现的胎位不正，只要加强观察即可。因为在妊娠 30 周前，胎儿相对于子宫来说还小，而且母亲宫内羊水较多，胎儿有活动的余地，会自行纠正胎位。若妊娠 30～34 周还是胎位不正，就需要矫正了。

（5）做好分娩前的准备：预产期前 2 周，孕妇需要保持正常的生活和睡眠，吃些营养丰富、容易消化的食物，如牛奶、鸡蛋等，为分娩准备充足的体力。临产前，孕妇要保持积极健康的心态，一旦开始宫缩，应坚定信心，相信自己能在医生和助产士的帮助下安全、顺利地分娩。

14.剖宫产术后刀口发硬正常吗？该怎么办？

剖宫产伤口会在 3 天左右达到基本愈合状态，但彻底恢复需要 3～6 个月，具体的恢复时间还需要根据患者本身的实际情况来决定。有些产妇会出现刀口发硬的情况，如果出现比较早，考虑有刀口愈合不良的可能性，可以给予局部照射、热敷等办法促进刀口愈合，必要时需要积极就医。如果术后 1～3 个月慢慢出现，则可能属于疤痕体质，需要应用祛疤痕产品。剖宫产后应注意对伤口部位进行及时的清理消毒，生活中避免大幅度运动，防止抻拉刀口和刀口粘连，避免引起相应不良后果。

15.无痛分娩会导致产后腰痛吗？会对宝宝有危害吗？

无痛分娩采用椎管内的麻醉方式，注射后分娩产程就可以无痛，但无痛分娩所用的麻醉药物的浓度和剂量与正常手术相比是非常小的，一般不影响运动，也不会对孕妇产后产生影响。生产后感觉腰痛可能与注射时的穿刺或盆腔结构变化有关。目前，无痛分娩采用的药物对宝宝没有不良影响。

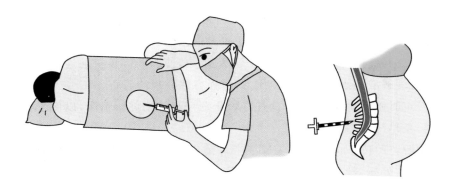

16.剖宫产术后瘢痕憩室有哪些影响？

剖宫产术后瘢痕憩室可造成月经恢复后月经淋漓不尽，有慢性盆腔疼痛、痛经及同房不适感；再次妊娠时可能出现瘢痕妊娠、子宫破裂及可导致产后大出血的凶险性前置胎盘的发生风险增高；如果通过放置宫内节育器避孕，可能会因为子宫瘢痕憩室导致节育器位置异常，甚至节育器自瘢痕憩室部位穿出子宫。

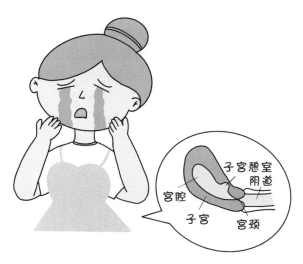

17.如何改善剖宫产术后瘢痕增生？

为避免剖宫产手术瘢痕增生，术后可以适量进食维生素及蛋白质含量高的食物，以利于创面修复，避免进食辛辣刺激食物，同时避免切口局部刺激，可穿着宽松纯棉衣物，避免局部摩擦刺激和化学性物质刺激。术后 2 周左右可在切口涂抹舒痕胶等药物,预防瘢痕增生。一旦出现瘢痕增生,可在增生部位注射皮质激素或应用激光局部照射,改善瘢痕增生情况。

18.见红需要马上到医院住院吗?

见红是宫口附近胎膜与子宫壁分离导致毛细血管破裂引起的少量出血,一般在真正进入产程前 24～48 小时发生。如果阴道流血量少、没有出现规律性腹痛和大量阴道流水的情况,孕妇自己感觉胎动正常,不需要马上住院,可至产科门诊检查,等待专业医务人员评估后决定是否需要住院治疗。如果阴道流血量大,尤其出现多于月经量和(或)伴有无间歇的持续剧烈腹痛或出现大量阴道流液、自觉胎动明显减少的情况,需尽快住院。

19.如何分辨真假临产?

真正进入产程的宫缩间隔时间短,且随着时间延长逐渐加重,宫缩间歇逐渐缩短,部分孕妇可能出现胎儿下降感,最终可能出现肛门坠胀。假临产的宫缩一般不规律,两次宫缩之间间隔时间较长,而且每次宫缩持续时间短,随着时间延长不会出现逐渐加重的情况,常在夜间出现而于清晨消失,如果是住院患者,给予镇静剂后腹痛可消失。

(江洪　高倩倩　吴春丽　于沙沙　于小梅)

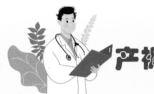

产褥期疾病及新生儿

1.为什么很多宝宝出生后都会有鼻塞的症状？

因为新生儿鼻腔小，鼻道短，鼻黏膜柔软，上面分布有丰富的毛细血管，与成人相比更容易发生充血和水肿，导致鼻腔阻塞。

2.新生儿出生后吐奶正常吗？什么情况需要做检查？

吐奶是新生儿期常见现象。大多数婴儿在出生后头几个月都要吐几次奶，呕吐时奶水多是喷射性地从口中甚至鼻子里涌出。因为新生儿胃容量小，呈水平位，而且胃没有发育完善，奶水容易反流引起呕吐。一旦遇到喂养和护理不当，如喂哺次数过多，喂奶量过大，母亲乳头过大、凹陷，或用奶瓶喂奶时橡胶奶头孔眼过大致使婴儿吸奶过急，或者喂哺后让婴儿平卧，或过多、过早地翻动婴儿，都容易引起婴儿吐奶。这种吐奶可通过改进喂养和护理方法避免。

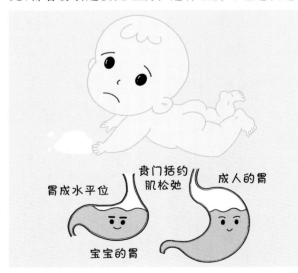

一些疾病也可以引起婴儿吐奶，如食管和胃肠道先天畸形、肠梗阻等，这些疾病引起的吐奶常较剧烈和频繁，而且不是一两天就能恢复，会伴随其他症状。因此，遇到新生儿吐奶时，要仔细观察其每天的吐奶次数，大小便情况，有没有腹胀、发热或精神不好等症状。当婴儿吐奶且伴有其他症状时，或每天吐奶次数在 2～3 次及以上时,应及时到医院检查。

3.刚出生的新生儿为什么会哭闹得厉害?

新生儿哭闹的原因有:室温过冷或过热、衣着不适、大小便之后未及时更换尿布;母亲吃了某些食物,如辛辣刺激性食物,饮用了咖啡、浓茶、可乐等含咖啡因的饮料;"高需求"的新生儿总想要人抱着或陪着。

4.如何预防新生儿黄疸?

新生儿出生后要尽早开奶,在生后 1 小时内就开始母乳喂养,按需喂养,每侧乳房的哺乳时间不受限制,每日喂哺 10 次以上,夜间勤喂,限制配方奶等辅助液体的摄入,以保证母乳摄入量。

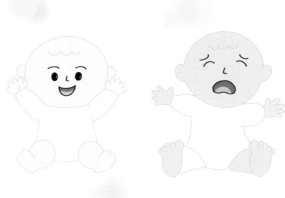

生理性黄疸
10～15天结束

病理性黄疸
发展快、持续时间长

5.产后不来月经也会怀孕吗?

会。产后首次月经恢复前多有排卵,因此,虽然产后不来月经,也仍有怀孕可能,为了避免意外怀孕,产后恢复性生活时就要开始避孕。

6.产后恶露多久能排净? 产后恶露持续一个月正常吗?

产后恶露一般持续 4～6 周,但早期含大量血液,所以与经血相似,一般持续 3～4 天,随后血液逐渐减少,浆液增多,呈淡红色,持续 10 天左右,之后恶露变为白色恶露,持续 3 周左右。产后恶露若持续一个月,则需要查看恶露情况,如果恶露减少后再次增多,血性恶露持续时间长或有臭味,就需要到医院检查,以排除病理情况。

7.产后多久月经来潮？

不哺乳产妇在产后 6～10 周就会月经来潮,哺乳产妇一般在 2～18 个月恢复月经,平均 6～8 个月。

8.产后如何科学避孕？

使用避孕套是哺乳期最佳避孕方式。哺乳期子宫较软,放置节育器需注意避免子宫损伤。哺乳期不宜使用雌孕激素复合避孕药或避孕针。

9.母乳妈妈需要排"残奶"吗？

通常情况下,没有排"残奶"的必要。停止哺乳后,乳房里有残留的乳汁是正常现象,能被人体自行吸收。而且人体乳腺管是持续分泌的,若每次都排空,会导致下次泌乳更多。此外,排"残奶"时用力挤压乳腺组织极容易损伤乳腺管。

10.如何缓解产后乳房胀痛？

产后帮助婴儿采取正确的含接姿势,使其频繁地吸吮乳房(不要让乳房"休息")。婴儿是最好的"吸奶器"。如果婴儿不能吸吮,应指导母亲用手挤奶或用吸奶器将乳汁吸出,保证乳腺管畅通。挤奶前可采用以下方法刺激射乳反射:热敷乳房或热水淋浴;按摩颈背部;用润滑剂(如橄榄油、乳房按摩凝胶、乳汁等)轻轻按摩乳房,减少因按摩对乳房皮肤摩擦造成的损伤;刺激乳头;帮助母亲放松。若使用吸奶器,最好选择具有再现婴儿吸吮频率、能够模拟生理性刺激、促进乳汁分泌功能的吸奶器。挤奶后可以冷敷乳房,以减轻水肿。

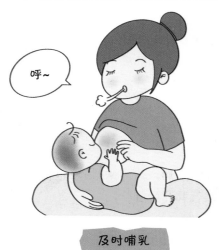

呼~

及时哺乳

11.产后 6 周需要检查什么？

产后 6 周需做常规检查和专科检查。常规检查包括血压、血尿常规等,若有特殊情况,如孕期血糖、甲功等存在异常,也需复查。专科检查包括对切口(腹部或会阴)愈合情况、子宫复旧情况等的检查,需要进行妇科查体和超声检查。

12.退奶的方法有哪些?

口服维生素 B_6 ,炒生麦芽代茶饮,乳房外敷芒硝,补充雌激素均可退奶。另外,退奶时要注意饮食,少喝汤类,少吃油腻的食物。药物退奶需要咨询专业医生。

13.哪些原因可导致产后出血?

各种导致子宫收缩乏力(包括疲劳、炎症、肌瘤、巨大儿、分娩镇痛等)、胎盘不排出或残留、子宫宫颈阴道会阴裂伤、凝血功能异常等的原因都可导致产后出血。

14.哪些原因可导致晚期产后出血?

胎盘胎膜残留、蜕膜残留、子宫胎盘附着面愈合不良、感染、剖宫产子宫切口愈合不良、滋养细胞疾病等都可能导致晚期产后出血。

15.产褥期抑郁有哪些表现,如何预防?

产褥期抑郁的产妇常会食欲缺乏,感到压抑、孤独、焦虑,有深深的无助感。

所以应加强对产妇的关怀,通过正规途径获得正确的妊娠分娩及产褥知识,消除其紧张及消极情绪。产妇也应加强自我调节和自我保健,参与更广泛的家庭和社会活动;产后进行自我问卷调查,及早发现不良情绪,必要时进行专业咨询。

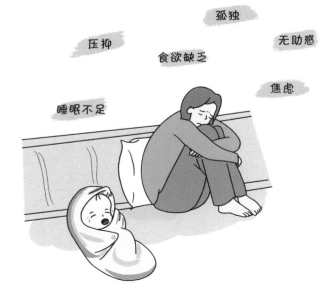

16.如何预防产褥期中暑?

坐月子不可以门窗紧闭,一定要定时开窗通风,保证新鲜空气流通。母婴同室的房间,温度与湿度要保持恒定,温度保持在 22～24 ℃,湿度为 50％～60％。夏天可以开空调,以保持温度恒定,避免室内温度过高,但要避免空调风直吹母亲和新生儿。

17.产后怎么促进康复?

(1)坚持母乳喂养,可以促进产后恶露排出,促进子宫复旧,也利于乳母保持体形。

(2)进行适量的运动如产后瑜伽等可调整产后体形。坚持做凯格尔运动可以促进阴道收缩、强化盆底肌肉群以预防产后盆底及阴道松弛,预防及治疗压力性尿失禁。

(3)产后 42 天,及时到正规医院的产后康复门诊复查产后子宫复旧、盆底功能及腹直肌等的恢复情况。

18.产后母乳不足怎么办?

如果产后母乳不足,应保证母亲有足够的食物摄入量;尽可能多让婴儿与母亲单独待在一起,保证充分的皮肤接触;让婴儿频繁吸吮,24 小时内至少吸吮 10 次或 2 小时喂一次;若乳汁不足,可以让婴儿吸吮后再用吸奶器继续吸 10 分钟,也可在哺乳后 1 小时或在两次喂哺之间增加 1 次挤奶;夜间乳汁分泌较白天多,因此,夜间应让婴儿与母亲在一起。

(卢克新　南芳芳　魏双燕　燕岩岩)

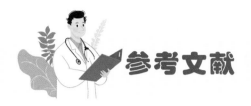

参考文献

1.林小娜,黄国宁,孙海翔,等.输卵管性不孕诊治的中国专家共识[J].生殖医学杂志,2018,27(11):1048-1056.

2.杨欣.出血性疾病所致异常子宫出血诊治专家共识[J].中国妇产科临床杂志,2022,23(6):668-672.

3.阮祥燕,杨欣.围绝经期异常子宫出血诊断和治疗专家共识[J].协和医学杂志,2018,9(4):313-319.

4.邓高丕,郜洁,张莹轩,等.输卵管妊娠中西医结合诊疗指南[J].中国实用妇科与产科杂志,2021,37(2):172-180.

5.秦琰,王蔼明.宫腔粘连的治疗进展[J].生殖医学杂志,2015,24(1):75-78.

6.王稳,张师前,姜卫国,等.深部浸润型子宫内膜异位症多学科诊治的专家共识(2022年版)[J].北京医学,2022,44(12):1113-1119.

7.汪雯雯,王世宣.子宫肌瘤诊治相关指南解读[J].实用妇产科杂志,2022,38(2):101-103.

8.中国抗癌协会妇科肿瘤专业委员会.妊娠滋养细胞疾病诊断与治疗指南(2021年版)[J].中国癌症杂志,2021,31(6):520-532.

9.张师前,王凯,张远丽.HPV疫苗在中国的应用现状[J].中国实用妇科与产科杂志,2019,35(10):1090-1095.

10.陈姝宁,孔为民.子宫内膜癌规范化治疗与新进展[J].中国临床医生杂志,2023,51(3):263-267.

11.陈璐璐,吴珍珍,毛宝宏,等.尿失禁相关危险因素的研究进展[J].国际妇产科学杂志,2023,50(2):181-184.

12.曹冬焱.卵巢癌规范化诊疗与进展[J].中国临床医生杂志,2023,51(3):268-271.

13.张展,刘朝晖.混合性阴道炎与阴道微生态[J].中国实用妇科与产科杂志,2020,36(2):185-189.

14.朱兰.女性生殖器畸形新分类分型和现代诊治策略[J].中国实用妇科与产科杂志,2013,29(10):761-763.

15.徐玉婵,严提珍.无创产前筛查扩展性检测临床研究进展[J].现代医药卫生,2023,39(2):295-299.

16.苏婧,高晓丽,李增彦.宫颈机能不全与宫颈环扎术[J].国际生殖健康/计划生育杂志,2022,41(6):514-518.

17.林建华,吕鑫.妊娠期高血压疾病的处理难点和困惑——妊娠期高血压疾病诊治指南(2020)解读[J].四川大学学报(医学版),2022,53(6):1007-1011.

18.杨志芬,王春洋.2021年妊娠期糖尿病相关诊疗指南解读[J].河北医科大学学报,2021,42(9):993-997+1021.

19.乔宠,刘彩霞,赵扬玉.高龄妇女瘢痕子宫再妊娠管理专家共识(2021年版)[J].中国实用妇科与产科杂志,2021,37(5):558-563.

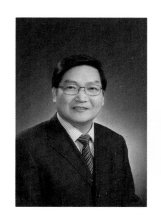

跋 健康科普——开启百姓健康之门的"金钥匙"

从医三十多年，每天面对那么多患者，我在工作之余常常思考，如何让人不生病、少生病，生病后早诊断、早治疗、早康复。这样既能使人少受病痛折磨，又能减少医疗费用，还能节约有限的医疗卫生资源。对广大医者而言，如此重任，责无旁贷。

《黄帝内经》说，上医治未病、中医治欲病、下医治已病。老子曾说："为之于未有，治之于未乱。"这些都说明了疾病预防的重要性。

做医学科普有重要意义，是一件利国利民、惠及百姓的大事。在大健康时代，医者不仅要掌握精湛的医术，为患者治病，助患者康复，还应该积极投身健康科普事业，宣传和普及医学知识，引导大众重视疾病的预防，及早诊断和规范治疗。因此，近年来我逐步重视科普工作。

记得小时候，每每遇到科学上的困惑，我就去翻"十万个为什么"这套书，从中寻找答案。那么，百姓对身体健康产生疑问，有无探寻答案的去处？在多年的临床工作中，我常常碰到患者对疾病一知半解或存在误解的情况。我心里很清楚，患者就医之前往往会先上网搜索，可是网上的信息鱼龙混杂，不少内容缺乏科学性、权威性，患者被误导的情况时有发生。当患者遇到困惑时，能否从权威的医学科普书籍中找到答案？我曾广泛查阅，了解到有关医学科普方面的书籍虽然种类繁多，但良莠不齐，尤其成规模、成系统的丛书更是鲜见，于是，我萌发了编写本丛书的想法，并为这套书取名"医万个为什么——全民大健康医学科普丛书","医"与"一"同音,一语双关,"全民大健康"是我们共同的心愿和目标。

朝斯夕斯,念兹在兹。我多方征求相关专家意见,反复酝酿,最终达成一致意见,大家都认为很有必要编写一套权威的健康科普丛书,为百姓答疑解惑。一个时代,有一个时代的使命;一代医者,有一代医者的担当。历经一整年的精心策划和编写,"医万个为什么——全民大健康医学科普丛书"终于付梓了。大专家写小科普,这套书是齐鲁名医多年从医经历中答患者之问的精华集锦,是对百姓健康的守护,也是对开启百姓健康之门的无限敬意。

物有甘苦,尝之者识;道有夷险,履之者知。再伟大的科学家也有进行科普宣传的责任。"医万个为什么——全民大健康医学科普丛书"要做的就是为百姓答疑解惑、防病治病,让医学科普流行起来。

丛书编纂毫无疑问是个复杂的系统工程,自2021年提出构想后,可谓一呼百应,医学专家应者云集。仅仅不到一年的时间,我们集齐了近千名作者,不舍昼夜努力,撰写完成卷帙浩繁、数百万字的书稿,体现了齐鲁医者的大使命、大担当、大情怀。图书是集权威性、科普性、实用性以及趣味性为一体的医学科普精粹,对百姓健康来说极具实用价值,也是落实党的二十大报告"把保障人民健康放在优先发展的战略位置,完善人民健康促进政策"的医学创举。

在图书编写过程中,我们着力做到了以下两点:

一是邀请名医大家执笔。山东省研究型医院协会自成立起,就在学术交流、人才培养、科技创新、成果转化、服务政府和健康科普教育等方面做出了一定的成绩,尤其在健康科普方面积累了丰富经验,并打造了一支高水平的科普专家团队。本套丛书邀请的都是相关专业的名医作分册主编,高标准把关。由于医学专业术语晦涩难懂,如何做到深入浅出、通俗易懂,既能讲明医学知识又符合传播规律是摆在我们面前的难题。有些大专家学识渊博且有科普热情,不过用语太过专业;年轻医生熟悉互联网传播特点,但专业的深度有时候略显不足。所以我们采用"新老搭配"的方法,在内容和语言风格上下功夫,力求呈现在读者面前的内容"一看就懂,一学就会"。

二是创新传播形式。我们邀请专业人士高标准录制音频,把全书内容分章节以二维码的形式附在纸质图书上,以视听结合的方式呈现,为传统科普注入新鲜活力。二维码与纸质科普图书结合,让读者随时扫码即可聆听,又能最大限度拓展纸质科普书的内容维度,实现更广泛的科普,让"每个人是自己健康第一责任人"的宗旨践行得更实、更深入人心,无远弗届!

有鉴于此,我要以一位老医学工作者、医学科普拥趸者的身份衷心感谢和赞佩以专家学者为首的作者队伍的倾情付出。

还要特别感谢张运院士、宁光院士为本丛书撰文作序,并向为图书出版付出心力的编辑以及无数幕后人的耕耘和努力表示衷心感谢,向你们每一个人致敬!

念念不忘,必有回响。衷心希望"医万个为什么——全民大健康医学科普丛书"能为千家万户送去健康,惠及你我他,为健康中国建设助力。

山东省研究型医院协会会长　胡三元

2023 年 5 月

胡三元,医学博士,二级教授,主任医师。原山东大学齐鲁医院副院长、山东第一医科大学第一附属医院院长。现任山东大学齐鲁医院、山东第一医科大学第一附属医院普通外科学学术带头人,山东大学特聘教授、山东大学和山东第一医科大学博士研究生导师;山东省"泰山学者"特聘教授、卫生部和山东省有突出贡献中青年专家、山东省医学领军人才,享受国务院政府特殊津贴。

对中国腔镜技术在外科领域特别是肝胆胰脾外科中的创新应用与规范推广、"腹腔镜袖状胃切除术＋全程化管理"治疗肥胖症与 2 型糖尿病体系的建立和国产腔镜手术机器人的研发做出了突出贡献。荣获国家科技进步二等奖、中华医学科技奖一等奖、山东省科技进步一等奖等 10 余项科技奖励。

主要社会兼职:中国医师协会外科医师分会副会长;中华医学会外科学分会委员、腹腔镜内镜外科学组副组长;中华医学会肿瘤学分会委员;中国研究型医院学会微创外科学专业委员会主任委员;中国医药教育协会代谢病学专业委员会主任委员;中国医学装备协会智能装备技术分会会长;山东省医学会副会长、外科学分会主任委员;山东省医师协会腔镜外科医师分会主任委员;山东省研究型医院协会会长。